教师教育类专业"求是"系列

岗课赛证·融合媒体·课程思政·新形态创新教材

U0221585

学前儿童卫生与保健

Hygiene and Health Care for Preschool Children

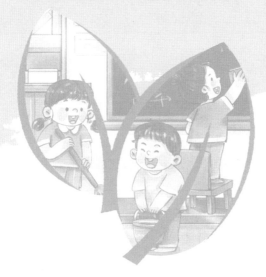

刘　燕　廖春艳　王少华 /主　编

严　丽　牛　悦 /副主编

李　星　刘雪纯　金彩虹　康丽娟 /参　编

谷晴晴　郭一丁　陶思瑾

ZHEJIANG UNIVERSITY PRESS
浙江大学出版社

·杭州·

图书在版编目（ＣＩＰ）数据

学前儿童卫生与保健 ／ 刘燕，廖春艳，王少华主编
. -- 杭州 ： 浙江大学出版社，2024.8
ISBN 978-7- 308-24656-9

Ⅰ．① 学… Ⅱ．① 刘… ② 廖… ③ 王… Ⅲ．① 学前儿
童－卫生保健－教材 Ⅳ．① R175

中国国家版本馆 CIP 数据核字 (2024) 第 037245 号

学前儿童卫生与保健

XUEQIAN ERTONG WEISHENG YU BAOJIAN

刘　燕　廖春艳　王少华　主编

策划编辑　李　晨
责任编辑　李　晨
责任校对　诸寅啸
封面设计　春天书装
出版发行　浙江大学出版社
　　　　　　（杭州市天目山路148号　　邮政编码310007）
　　　　　　（网址：http://www.zjupress.com）
排　　版　杭州林智广告有限公司
印　　刷　杭州高腾印务有限公司
开　　本　787mm×1092mm　1/16
印　　张　13.5
字　　数　290千
版 印 次　2024年8月第1版　2024年8月第1次印刷
书　　号　ISBN 978-7-308-24656-9
定　　价　56.80元

PREFACE 前言

　　党的二十大报告提出要"推进健康中国建设"，要"把保障人民健康放在优先发展的战略位置，完善人民健康促进政策"，要"坚持预防为主，加强重大慢性病健康管理，提高基层防病治病和健康管理能力"。[①] 卫生与保健就是从预防角度出发，以达到维护和增进健康、保护生命、预防疾病、提高身体素质和生活质量等目的而采取的综合防护措施。

　　学前儿童正处于生长发育的关键时期，其生长发育迅速，但适应环境的能力和对疾病的抵抗力不足，健康容易受到各种因素的影响。"学前儿童卫生与保健"就是以学前儿童的解剖生理特点为基础知识，综合多门学科的知识和方法，维护和增进学前儿童身心健康的一门课程。本书结合托幼园所学前儿童卫生与保健工作的知识与技能需要进行编写，旨在帮助学生学习学前儿童卫生与保健的基本知识与技能，熟悉学前儿童卫生与保健的工作内容与要求等，并以全面科学的健康观、儿童观为指导，开展学前儿童卫生与保健工作。

　　全书分为 3 个模块，分别是学前儿童卫生学基础知识、学前儿童卫生保育知识、托幼园所卫生保健要求。模块下共设 7 个项目 25 个任务：项目 1 是学前儿童解剖生理特点与保健认知，以学前儿童八大系统和主要感觉器官为重点，呈现了学前儿童解剖生理特点的基础知识，并在此基础上提出了常规的保健要点；项目 2 是学前儿童生长发育特点认知及测量评价，总结了学前儿童生长发育的规律及影响因素，阐述了学前儿童生长发育的主要测量指标及评价方法；项目 3 是学前儿童营养与膳食管理，既包含了营养学基础知识，也包括了学前儿童膳食管理知识；项目 4 是学前儿童心理健康防护，在对学前儿童心理健康有了基本认知的基础上，梳理了学前儿童常见的心理问题，并提出了防治策略；项目 5 是学前儿童常见病防护，总结了学前儿童各系统和主要感觉器官常见病、常见传染病的症状

----

① 习近平. 高举中国特色社会主义伟大旗帜　为全面建设社会主义现代化国家而奋斗——在中国共产党第二十次全国代表大会上的报告 [R]. 北京：人民出版社，2022:48.

及防护措施，并介绍了学前儿童疾病基本护理技术；项目 6 是学前儿童急救及常见安全事故防护，既有急救处理的基本要求与技术，也有学前儿童不同安全事故的防护策略；项目 7 是托幼园所的卫生与保健，以托幼园所卫生与保健相关政策、制度为基础，呈现了托幼园所在保育和教育活动方面的卫生与保健内容。

总体来说，本书具有如下特点。

1. 注重理实结合与过程性评价

本书采用"模块—项目—任务"的编写模式，呈现了学前儿童卫生与保健的理论知识及实践操作。每个项目既包含理论知识的掌握要求，也包含活动提升与实践的素质要求；每个任务以案例导入，能引发读者思考；内容中提供的案例材料与分析，能增进学生学习的兴趣；学生通过活动提升能力，进行活动报告撰写及项目学习评价，从而将学习结果与学习过程有效结合。

2. 内容新颖，融入思政

本书以党的二十大精神为指引，落实立德树人根本任务，在编写过程中以党和国家关于学前教育的新政策、新法规为理论依据，体现内容的新颖性；融入我国传统医学文化，进而使学生在传承中汲取精华，在传承中不断创新，增进文化自信。

3. 书证融通，融合媒体

本书中的"真题链接"所附试题来源于近年幼儿教师资格证考试真题，可以为学生专业能力提升、资格证备考及未来就业打下良好的基础。本书所配备的图片和拓展资源丰富，大量的图片使学生的学习更为轻松。电子文本、音视频等融媒体资源有的是纸质内容的有效补充，有的是技能与操作的直观呈现，极大地拓展了学习的时间与空间。

由于编者的经验和视野有限，恳请各位读者能提出宝贵的意见和建议，我们将不断修订完善，为读者提供更优的学习内容与更好的阅读体验！

编　者
2024 年 8 月

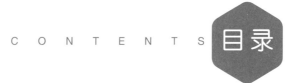

CONTENTS 目录

模块一

MODULE 1

学前儿童卫生学
基础知识

传承与发展

中国解剖学的发展

中国古代关于人体解剖学研究的记载最早见于《黄帝内经》，书中描述的解剖学知识是中医学理论体系形成的基本前提。东汉末年名医华佗不但擅长医术，而且对人体结构有较深的了解，能借助麻醉剂进行外科手术。晋代针灸大为发展，王叔和著的《脉经》和皇甫谧著的《甲乙经》有许多关于内脏度量衡的记载。宋代王唯一铸的铜人，有脏腑十三经和旁注腧穴，是人体模型的创始。宋代宋慈著的《洗冤集录》，对人体骨骼及胚胎等有较详细的记载，并附有检骨图。清代王清任著有《医林改错》一书，对古医书中的错误进行了订正，尤其对内脏的记载甚详。1930年，我国出版了较早的一本解剖图谱。1949年中华人民共和国成立后，在党和政府的领导下，我国在解剖学事业上取得了巨大的成就。进入21世纪以来，随着医学以及相关学科与技术的发展，解剖学的研究不断深入，多学科交叉融合促进了解剖学与临床医学之间的转化。

学习目标

1. 了解人体各系统的组成、基本结构和生理功能。
2. 掌握学前儿童机体各系统和主要感觉器官的生理特点。
3. 掌握学前儿童各系统和主要感觉器官的保健要点。
4. 能够根据学前儿童生理特点为学前儿童创设有利于生长发育的环境，以及有针对性地开展卫生保健工作。
5. 认同学前儿童卫生与保健工作的专业性，具备基本的科学素养。

思维导图

学前儿童解剖生理
特点与保健认知

人体认知
— 人体的形态结构
— 人体的生理活动规律

学前儿童神经系统
的特点与保健认知
— 神经系统的组成和功能
— 学前儿童神经系统的特点
— 学前儿童神经系统的保健要点

学前儿童运动系统
的特点与保健认知
— 运动系统的组成和功能
— 学前儿童运动系统的特点
— 学前儿童运动系统的保健要点

学前儿童循环系统
的特点与保健认知
— 循环系统的组成和功能
— 学前儿童循环系统的特点
— 学前儿童循环系统的保健要点

学前儿童呼吸系统
的特点与保健认知
— 呼吸系统的组成和功能
— 学前儿童呼吸系统的特点
— 学前儿童呼吸系统的保健要点

学前儿童消化系统
的特点与保健认知
— 消化系统的构成与功能
— 学前儿童消化道的特点
— 学前儿童消化腺的特点
— 学前儿童消化系统的保健要点

学前儿童内分泌系统
的特点与保健认知
— 内分泌系统的组成及功能
— 学前儿童内分泌系统的特点
— 学前儿童内分泌系统的保健要点

学前儿童泌尿系统
的特点与保健认知
— 泌尿系统的组成及功能
— 学前儿童泌尿系统的特点
— 学前儿童泌尿系统的保健要点

学前儿童生殖系统
的特点与保健认知
— 生殖系统的组成及功能
— 学前儿童生殖系统的特点
— 学前儿童生殖系统的保健要点

学前儿童主要感觉器
官的特点与保健认知
— 视觉器官——眼
— 听觉器官——耳
— 鼻、舌
— 皮肤

○ 任务1　人体认知

■ 情景导入

今天，小班的集体教学活动是教会幼儿初步认识自己的身体。随着音乐《碰一碰》，幼儿们相互触碰彼此的头、手、腿、脚等部位。接下来小班的张老师还引导幼儿随着健身操音乐随意做摇头、点头、摆手、屈膝、踢蹦跳等动作，让身体各部分充分动起来。

张老师向幼儿们提问：身体有什么本领，你能让身体说话吗？幼儿们纷纷表示自己可以用挥手来表示打招呼，用拍手来表示欢迎，用微笑来表示开心……

思考：你知道我们的身体还有哪些组成部分吗？身体是如何完成拍手、微笑这些复杂动作的呢？

✓ 知识精编

一、人体的形态结构

（一）人体的基本形态

人体的基本形态是指人体外部的形态和特征。从外表看，人体可以分为头、颈、躯干和四肢等部分。

头部分为脑颅和面颅。颅腔内容纳脑，面部有眼、耳、鼻、口、舌等器官。

颈部是连接头部和躯干的部分，运动灵活，起到承上启下的作用。

躯干前面可分为胸、腹两部分，后面可分为背、腰、骶三部分。躯干内部的体腔以膈肌为界分为胸腔与腹腔。胸腔内有心脏、食管、气管和肺等器官。腹腔内有肝、脾、胃、小肠和大肠等器官。腹腔下方骨盆内的部分叫作盆腔，盆腔内有直肠、膀胱以及男性或女性生殖器官。

四肢分为上肢和下肢。上肢由肩、上臂、肘、前臂、手等部分组成；下肢由髋、大腿、膝、小腿、足等部分组成。

（二）人体的基本结构

人体是一个复杂、精密而又统一的整体，从结构来看可以分为细胞、组织、器官和系统。

1.细胞

细胞是人体最基本的结构和功能单位，细胞形态多样、大小不一，但结构基本相似，绝大部分细胞由细胞膜、细胞质和细胞核三部分构成。细胞与细胞之间还存在细胞间质。

2.组织

组织是由许多形态功能相似的细胞和细胞间质结合在一起形成的，各种组织有其自身的形态和功能特点。人体主要有四类组织：上皮组织、结缔组织、肌肉组织和神经组织，其分布和功能具体见表1-1。

表1-1 人体各组织的分布与功能

组织类型	分布	功能
上皮组织	主要分布在身体表面或器官表面	具有保护、吸收、分泌、排泄等功能
结缔组织	存在于人体各处	具有连接、支持、营养和保护等功能
肌肉组织	存在于人体的心脏、胃肠等器官的管壁上，附着于骨骼上	能够舒张和收缩完成身体的各项运动
神经组织	存在于人体的脑、脊髓和周围神经系统中	接受刺激、产生兴奋、传导兴奋、调节人体生理机能

3.器官

器官由几种不同的组织相互结合，具有一定的形态、结构和功能。每个器官在人体内都有一定的位置，能执行一定的生理功能，如心、肝、脾、肺、肾、眼等。

4.系统

系统是能够共同完成一种或几种生理功能，按照一定顺序组合连接在一起的多个器官的总和。按其功能可以分为神经系统、运动系统、循环系统、呼吸系统、消化系统、内分泌系统、泌尿系统和生殖系统（见图1-1）。例如，呼吸系统是由鼻、咽、喉、气管、支气管、肺等器官组成。八大系统在神经和体液的调节下，相互联系、相互制约，共同完成人体的各种功能与活动。

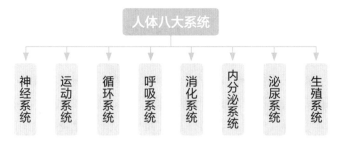

图1-1 人体八大系统

二、人体的生理活动规律

（一）生命活动的基本特征

1.新陈代谢

新陈代谢是指机体主动与环境进行物质和能量交换的过程，是生命活动的最基本特征，新陈代谢一旦停止，生命也就停止了。新陈代谢过程包括两个基本方面：一方面，机体从外界摄取各种物质，如糖、蛋白质、脂肪、维生素及无机盐等，形成自身的物质，或暂时储存起来，这种过程称为同化作用；另一方面，机体将组成自身的物质或储存于体内的物质分解，并把分解后的终产物排出体外，这种过程称为异化作用。在进行同化作用时要吸收能量，在进行异化作用时要释放能量。后者所释放的能量，除一部分用于同化作用以外，其余的供应机体各种生命活动的需要及产生热量。因此，新陈代谢又可分为物质代谢与能量代谢两个方面，两者有密切联系。新陈代谢的过程如图 1-2 所示。

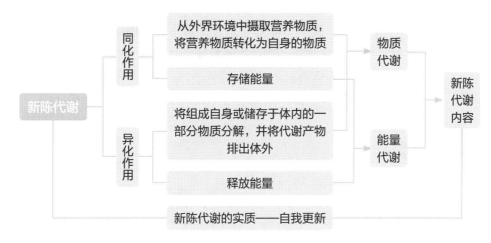

图 1-2　新陈代谢的过程

2. 生长和发育

生长，一般指生命个体的生长。从生物学意义上说，当受精卵开始发育时，即意味着生命开始了其生长的过程。发育是指生命个体在生长的过程中，各系统、器官和组织都要经历从简单到复杂的变化过程，直至机体各组织、器官、系统功能的完善和成熟。一般性的成熟即表明该个体发育的成熟，具有了生殖的能力。

3. 生殖

生命体生长发育到一定的阶段后，能够产生和自己相似的子女，称为生殖。通过自我复制延续种系的过程，是生命最基本的特征之一。

（二）生理功能的调节

机体生理功能调节主要通过神经调节、体液调节和自身调节三种方式进行，其具体调节方式和特点如表 1-2 所示。这三种调节方式使机体内各个器官、系统在内外环境不断变化的情况下，相互协调、密切配合，使机体能正常地进行各种生理功能活动，从而形成一个统一的整体。

表1-2　机体调节的方式

调节类型	具体调节方式	特点
神经调节	在神经系统的直接参与下实现的生理功能调节过程，是人体最重要的调节方式。人体通过神经系统对各种刺激做出规律性应答的过程叫做反射，反射是神经调节的基本方式	准确、迅速、短暂
体液调节	机体的某些细胞能产生某些特异性化学物质，如内分泌腺细胞分泌的激素，可通过血液循环输送到各处，调节机体的新陈代谢、生长、发育、生殖等功能活动，这种调节称为体液调节	效应出现缓慢、作用部位较广泛、持续时间较长
自身调节	许多组织、细胞不依赖于外来神经和体液因素的作用，自身也能对周围环境的变化发生适应性反应，这种反应是组织、细胞本身的生理特性，因此称为自身调节	作用精确的局部调节、维持机体细胞自稳态

⊂ 任务2　学前儿童神经系统的特点与保健认知

■ 情景导入

今天中班开展音乐游戏活动"狡猾的狐狸在哪里"。课程一开始小朋友们都跟着刘老师动起来了，左看看，右瞧瞧，前面转一圈，后面转一圈，想要跟着音乐的节奏找出狐狸。可是转了几圈之后有些小朋友的注意力就开始发生变化，有的左顾右盼，有的跟旁边的幼儿说话。这时一只小鸟正好停在了玻璃窗边，大家的注意力立即被吸引了，扭头去看小鸟，刘老师的活动有点儿进行不下去了。

思考：为什么学前儿童的注意力集中时间比成年人短，而且很容易转移或被其他事物吸引？

✓ 知识精编

一、神经系统的组成和功能

神经系统是人体结构和功能最为复杂的系统，也是最为重要的调节机构。人的各种生理活动都直接或间接地受到神经系统的调控，在它的统一协调下，人体各器官、系统才能进行正常的生命活动。

神经系统分为中枢神经系统和周围神经系统两部分。中枢神经系统包括脑和脊髓，它通过周围神经系统和全身各部联系，调节全身各部分的活动。周围神经系统包括脑神经、脊神经和自主神经（又称植物性神经）。神经系统的组成参见图1-3。

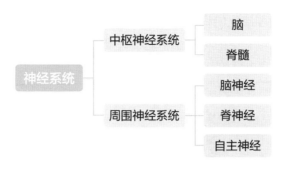

图 1-3　神经系统的组成

（一）神经细胞

神经细胞又称神经元，是神经系统最基本的组成单位。神经细胞的独特结构是神经系统完成复杂功能的基础。

神经细胞的结构如图 1-4 所示，其由细胞体和突起组成。突起分为树突和轴突。树突短而多，轴突少而长。树突接收信息，轴突传导信息。神经细胞的突起又叫神经纤维，它长短不一，分有髓鞘的神经纤维和无髓鞘的神经纤维，有髓鞘的神经纤维有防止兴奋扩散的绝缘作用。一般有髓鞘的神经纤维比无髓鞘的神经纤维传导的速度更快、更准确。神经细胞受到刺激后，产生兴奋，并把兴奋传导出去。人体的任何一项神经活动，都有两个以上的神经细胞参加。

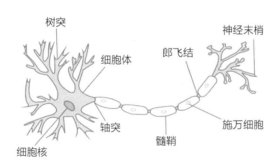

图 1-4　神经细胞的结构

（二）中枢神经系统

中枢神经系统从周围神经系统获得信息，对信息进行分析、判断，随后发出一些指令。

1. 脑

脑由大脑、小脑、间脑和脑干组成。

（1）大脑。大脑是中枢神经系统的最高级部分，是人体进行思维活动的器官。大脑表面是一层灰质，有许多沟回，称为大脑皮层。大脑皮层主要由神经元的细胞体构成，有 140 亿左右的神经元，各个神经元相互连接，形成非常复杂的神经网络，用以处理和传递机体内的各种信息，是机体各种心理活动的生理基础。大脑皮层各部位的机能不同，据此划分了不同的功能区，叫作某种反射的神经中枢，比较重要的神经中枢有躯体运动中枢、躯体感觉中枢、视觉中枢、听觉中枢、语言中枢等。

（2）小脑。小脑有协调维持身体平衡、协调肌肉运动的作用。

（3）间脑。间脑由丘脑、上丘脑、下丘脑、后丘脑和底丘脑五部分组成。丘脑是信息传入的中转站。下丘脑前部的脑垂体是影响儿童发育的重要内分泌腺，它分泌的生长激素能调节儿童生长发育的速度。

（4）脑干。脑干分延髓、脑桥和中脑。延髓分布有呼吸、心跳、血管等生命活动中枢；脑桥分布有吞咽和呕吐中枢；中脑参与维持觉醒和睡眠、保持肌肉的紧张度、维持身体平衡和姿势等。因为脑干极其重要，受损会危及生命，所以又有"生命中枢"之称。

2. 脊髓

脊髓是中枢神经系统的低级部位，是脑和周围神经系统间信息交流的枢纽，能进行简单的反射活动。

关于反射的知识

脊髓在脑干的帮助下可直接完成一些先天性的反射（又称非条件反射）。例如，在毫无准备的情况下，有人在你眼前挥一下手，眼睛会不自觉地眨一下。当脊髓受大脑控制时，非条件反射的完成会受到阻碍。例如，在有准备的时候，眨眼反射就可能不发生。非条件反射还有排尿反射、缩手反射、膝跳反射等。

脑可以完成后天形成的反射（又称条件反射），如听到上课铃声走进教室。条件反射是人在日常生活中逐渐形成的反射，可通过一定训练而形成，也可随时间推移而消失。

（三）周围神经系统

周围神经包括12对脑神经、31对脊神经和植物性神经。脑神经支配头部各器官的运动，并接受外界信息，产生感觉和表情；脊神经支配躯干和四肢的运动，并感受刺激；植物性神经分交感神经和副交感神经（其区别见表1-3），分布于内脏，体内各脏器均受这两种神经的双重支配，其作用相反。

表1-3　交感神经和副交感神经的区别

植物性神经	交感神经	副交感神经
分布范围	广泛。胸腔、腹腔、脏器、头颈部各器官，全身血管和皮肤	局限。大部分血管、汗腺、竖毛肌肉等

植物性神经	交感神经	副交感神经
对同一器官的支配作用	兴奋时：机体代谢加强，心跳加快，血压升高，支气管扩张，瞳孔开大，消化活动受抑制	兴奋时：心跳减慢，血压下降，支气管收缩，瞳孔缩小，消化活动增强

二、学前儿童神经系统的特点

（一）脑发育迅速、重量变化快

妊娠 3 个月的胎儿，其神经系统已经基本成形。出生前半年至出生后一年是脑细胞数量增长的重要阶段，以后不再增加，但是脑细胞体积会由小变大，突起由短变长。新生儿出生时平均脑重量为 370 克，达到成人脑重的 1/4，7～8 岁时接近成人脑重。整个学前期脑重量增长非常迅速（见表 1-4）。脑的迅速发育为机体建立各种条件反射提供了生理基础，也为成人对学前儿童实施早期教育提供了物质基础。

脑科学研究与婴幼儿学习之间的关系

表 1-4　不同年龄阶段人脑重量变化

年龄	新生儿	6 个月	1 岁	6 岁	7～8 岁	成人
大脑重量 / 克	350～380	700	950	1200	1353	1400

（二）神经纤维髓鞘化逐步完成

神经冲动依靠神经纤维进行传达，刚刚发育的神经纤维没有髓鞘，其传达缓慢而弥散，既不能准确定位也不能立即反应。由于髓鞘还没有完全形成，学前儿童对外来刺激的反应慢且容易泛化。6 岁左右，大脑半球神经传导通路髓鞘化基本完成，身体在接受刺激后，可以快速准确地作出反应。

拓展阅读

新生儿的泛化反应

新生儿神经系统发育尚不完善，对外界刺激的反应是泛化的，缺乏定位性。新手父母一定会发现，刺激新生儿身体的任何一个部位，都会引起新生儿全身反应。清醒状态下，新生儿总是双拳紧握，四肢屈曲，显出警觉的样子；受到声响刺激，四肢会突然由屈变直，出现抖动。妈妈会认为宝宝受了惊吓，其实这不过是宝宝对刺激的泛化反应，不必紧张。新手爸妈不要总是蹑手蹑脚的，这样反倒不利于新生儿神经系统发育的进一步完善。

（三）神经系统发育不平衡

人在出生时脊髓和脑干已基本发育成熟，这就确保了人体的呼吸、消化、血液循环和排泄器官的正常活动，保证了人体具有最基本的生理功能。个体其他部分发育相对较晚，如小脑在1岁左右开始迅速发育，但是走路重心不稳；3岁时发育较好，能较稳地走、跑，但摆臂仍不协调；5～6岁发育成熟，能准确协调地进行各种动作。

（四）脑需氧量大，受氧气和血糖影响大

脑的新陈代谢需要氧气参与。学前儿童脑的耗氧量约占全身用氧量的一半，成人仅占1/5。学前儿童容易因脑缺氧而造成身体不适，长期缺氧会影响脑部发育，导致智力发育障碍。葡萄糖是脑部神经活动的唯一供能物质，来源于碳水化合物的分解。学前儿童较成人易发生低血糖，引起低血糖相关症状，如头晕、注意力不集中等，严重者可能出现休克。所以，学前儿童的饮食中要注意碳水化合物的摄入。

（五）易兴奋、难抑制、注意力难集中、自控能力差

学前儿童大脑皮层发育尚未完善，兴奋占优势，抑制过程形成较慢，导致其兴奋过程强于抑制过程。同时兴奋持续时间短，且易泛化，主要表现为容易激动，控制能力差，对事物保持注意力的时间短，常随着兴趣的改变而转移注意力。当高度兴奋或精力高度集中时很快会疲劳，年龄越小该特点越明显。但由于学前儿童新陈代谢旺盛，恢复较快。

（六）植物性神经发育不完善

学前儿童交感神经兴奋性强，而副交感神经兴奋性较弱，如心率及呼吸频率快，但节律不稳定，且胃肠消化能力易受到情绪的影响。

三、学前儿童神经系统的保健要点

（一）保持空气新鲜

学前儿童脑组织代谢活跃，耗氧量相对大，对缺氧的耐受性差。因此，学前儿童对氧的需求量较成人相对多，应为其提供空气清新的环境，为大脑的发育奠定物质基础，以提高大脑工作能力。

（二）提供合理的营养

学前儿童正值脑组织发育的高峰期，对各种营养素（尤其是蛋白质、磷脂）、能量的需求量较成人多。如果在这个时期缺乏必需的营养物质，将会影响神经细胞的数量和质量。因此，应为学前儿童提供热量充足、优质蛋白丰富的膳食。

此外，学前儿童的肝糖原储备少，血糖水平对食物的依赖性强，一旦饥饿易造成低血糖，可使脑功能发生紊乱，表现出注意力不集中、烦躁、头晕等症状。因此，每餐应摄入一定量的碳水化合物。

（三）安排合理的生活作息

根据学前儿童的神经系统易兴奋和疲劳、兴奋持续时间短、疲劳恢复快等特

点，安排教学活动的时间不宜过长，要做到动静交替、劳逸结合，使脑部各部分能交替工作，避免过度疲劳，损伤儿童的大脑。学前儿童每日的作息安排要有规律，这样不仅有助于学前儿童条件反射的形成，也能使一日活动有序展开。

◎案例材料

　　董老师是一名实习老师，实习半年后，她渐渐觉得幼儿园的生活有点枯燥，每天的作息时间都是一样的，只是换换活动，时间长了没有一点新鲜感。而且每天午睡的时候，总有几个小朋友不睡午觉，董老师想带几个不肯睡午觉的小朋友出去玩，也不被允许。董老师很疑惑：为什么幼儿园每天的作息都一样呢？为什么一定要午睡呢？

◎分析

　　幼儿园每日的作息安排要有规律，这样不仅有助于学前儿童条件反射的形成，也能使一日活动有序展开，动静交替、劳逸结合的作息方式对学前儿童神经系统的发育能起到促进作用。

　　睡眠可使大脑皮质和皮质下中枢进入保护性抑制状态，夜间睡眠还可保证生长激素的正常分泌。合理安排作息制度，保证充足的睡眠，是学前儿童生长发育的必要条件。年龄越小，需要的睡眠时间越长（见表1-5）。

表1-5　学前儿童不同年龄所需要的睡眠时间

年龄	睡眠时间（小时）	年龄	睡眠时间（小时）
新生儿	18～20	2岁	12～13
1岁以内	14～15	3～6岁	11～12

（四）锻炼神经系统各方面的能力

　　学前儿童神经系统各方面的能力尚未发育成熟，需要安排丰富多彩的活动，以促进智力和运动能力等方面的发展。在早期教育中要注意学前儿童良好习惯的养成，这有助于日后的生活与学习。日常活动中，要让学前儿童多动手，如使用筷子进餐、玩串珠游戏、做手指操、扣纽扣、系鞋带、攀爬等，既能锻炼学前儿童的动手能力，又能培养其自理能力。让学前儿童在活动中"左右开弓"能更好地促进大脑两个半球的发育。

　拓展阅读

斯佩里左右脑分工理论

　　美国心理生物学家罗杰·沃尔科特·斯佩里博士（Roger Wolcott Sperry，1913—1994）通过著名的割裂脑实验，证实了大脑不对称性的

笔记栏

"左右脑分工理论",并因此荣获 1981 年诺贝尔生理学或医学奖。

斯佩里认为正常人的大脑有两个半球,由胼胝体连接沟通,构成一个完整的统一体。在正常的情况下,大脑是作为一个整体来工作的,来自外界的信息,经胼胝体传递,左、右两个半球的信息可在瞬间进行交流(每秒 10 亿位元),人的每种活动都是两半球信息交换和综合的结果。大脑两半球在机能上各有分工,左半球感受并控制右边的身体,右半球感受并控制左边的身体。

左半脑主要负责逻辑理解、记忆、时间、语言、判断、排列、分类、逻辑、分析、书写、推理、抑制、五感(视、听、嗅、触、味觉)等,思维方式具有连续性、延续性和分析性。因此左脑可以称作"意识脑""学术脑""语言脑"。

右半脑主要负责空间形象记忆、直觉、情感、身体协调、视知觉、美术、音乐节奏、想象、灵感、顿悟等,思维方式具有无序性、跳跃性、直觉性等。斯佩里认为右脑具有图像化机能,如企划力、创造力、想象力;与宇宙共振共鸣机能,如第六感、透视力、直觉力、灵感、梦境等;超高速自动演算机能,如心算、数学;超高速大量记忆机能,如速读、记忆力。右脑像万能博士,善于找出多种解决问题的办法,许多高级思维功能取决于右脑。只有把右脑潜力充分挖掘出来,才能表现出人类无穷的创造才能。所以右脑又可以称作"本能脑""潜意识脑""创造脑""音乐脑""艺术脑"。

右脑的神奇功能震惊了全世界。斯佩里为全人类作出了卓越的贡献,受到全世界人民的爱戴,被誉为"右脑先生""世界右脑开发第一人",斯佩里的重要研究成果是人类大脑科学研究的重大里程碑。

对于正常人来说,大脑左、右两半球的功能是均衡和协调发展的,既各司其职又密切配合,二者相辅相成,构成一个统一的控制系统。若没有左脑功能的开发,右脑功能也不可能完全开发,反之亦然。无论是左脑开发,还是右脑开发,最终目的是促进左、右脑的均衡和协调发展,从整体上开发大脑。

C · 任务3　学前儿童运动系统的特点与保健认知

■ 情景导入

小班的萌萌刚过 3 岁,一天上学路上,妈妈害怕自己上班迟到,拽着萌萌往幼儿园冲。在路口等红绿灯时，妈妈很着急，绿灯一亮就急忙带着萌萌过马路，萌萌脚步一时没有跟上，被猛地一拉，立刻痛得"哇哇"大哭，手臂也垂了下来，不能抬举和弯曲。妈妈意识到事情的严重性，马上将萌萌送到了医院，经医生诊断，萌萌的手臂出现了桡骨半脱位现象，也就是常说的"脱臼"。

思考：萌萌的妈妈只是拉了一下，萌萌的手臂为什么会脱臼呢？

⊘ 知识精编

一、运动系统的组成和功能

运动系统由骨、骨连接和骨骼肌三部分构成。骨和骨连接组成人体的支架——骨骼；骨骼肌附着在骨面上，在神经系统的支配下，骨骼肌收缩，牵拉所附着的骨产生各种动作和运动。运动系统具有维持人体形态、保护内脏器官以及运动等功能。

（一）骨

成人总共有206块骨，学前儿童的骨盆、腕骨、足骨尚未骨化完全，骨的总数比成人多，约为300块。骨骼以脊柱为中心支撑着身体。从正面看，人体的躯干是挺直的，从侧面看，脊柱有四道生理性弯曲，分别是颈曲、胸曲、腰曲和骶曲。这些弯曲可以减轻运动对脑的冲击力，保护大脑不被震荡损伤，还能够起到平衡身体和负重的作用。人体的骨骼（正面）和脊柱（侧面）如图1-5和图1-6所示。

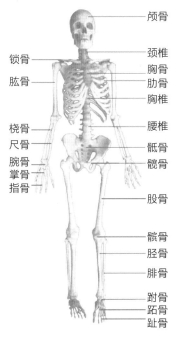

图1-5　人体骨骼（正面）

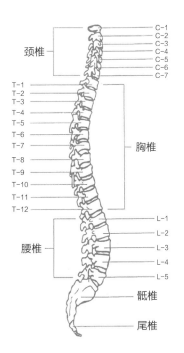

图1-6　人体脊柱（侧面）

◎案例材料

为了丰富幼儿的生活、锻炼幼儿的身体、培养幼儿的团队精神，某幼儿园每学期都会举办一次运动会，其中拔河和跳绳赛项受到了幼儿和家长们的欢迎。请问该幼儿园组织拔河赛项是否合理，请从学前儿童生长发育特点的角度来论述。

◎分析

拔河比赛能培养幼儿团队协作意识，促使其相互帮助、相互安慰。但是从安全性角度来看，幼儿的关节窝较浅、韧带较松、牢固性差，在外力的牵引下容易引起脱臼。

1. 骨的形态

全身骨的形态多样，其形态一般与所负担的功能有关，一般分为长骨、短骨、扁骨和不规则骨四类。

2. 骨的结构

骨的基本构造包括骨膜、骨质和骨髓三部分。骨膜内含有丰富的血管和神经，起营养作用。骨质分骨密质和骨松质。骨密质致密坚硬，抗压性强；骨松质结构疏松，呈蜂窝状。骨的中央是骨髓腔，骨髓充填于骨髓腔和骨松质的网状空隙里，具有造血功能。骨的造血在红骨髓中进行。最初的骨髓都是红骨髓，5～7岁后长骨骨髓腔中的红骨髓逐渐被脂肪组织代替，变为黄骨髓而失去造血功能。但扁骨、不规则骨和长骨两端的骨松质内的红骨髓，终生具有旺盛的造血功能。骨的构造如图1-7所示。

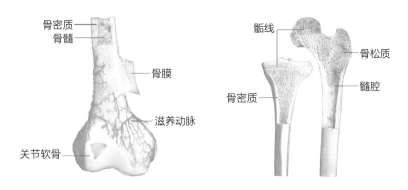

图 1-7 骨的构造

3. 骨的成分

骨的化学成分包括有机质和无机质。有机质主要是骨胶原纤维，它决定了骨的弹性和韧性；无机质主要是钙盐，它决定了骨的硬度和脆性。骨的化学成分因年龄、营养状况等因素的影响而变化。青壮年时期，骨中的有机质约占1/3，无机质约占2/3；学前时期，骨的有机质约占1/2，无机质约占1/2，骨的有机质含量较成人多，这就决定了学前儿童骨的基本特点，即柔韧性强而硬度差，容易变形，而不易发生骨折。老年人骨的无机质含量较多，骨的脆性较大，易骨折。

4. 骨的生长

骨的生长有加粗和加长两种方式，即膜内成骨和软骨内成骨。膜内成骨，是指骨膜内层的成骨细胞不断形成新的骨质，使骨骼变粗；软骨内成骨，是指长骨两端骨骺的软骨细胞不断生长、骨化，使骨骼变长。学前儿童身高的增长主要是长骨两端骺软骨的逐渐骨化，当骨骺与骨干间的软骨层消失，遗留一条骨骺线时，长骨生长即停止。

（二）骨连接

骨与骨之间的连接装置称为骨连接，可分为直接连接和间接连接。

直接连接如颅骨、脊椎骨，骨之间借致密结缔组织、软骨或骨缝直接相连，其间没有腔隙。间接连接，简称关节，是骨的主要连接方式。典型的关节由关节面、关节囊和关节腔构成。关节面上具有弹性的关节软骨、松弛的关节囊以及关节腔里的滑液，使关节能够在保障骨和骨之间稳固连接的前提下，做屈伸、旋转、内收、外展等大范围的活动。关节模式如图 1-8 所示。

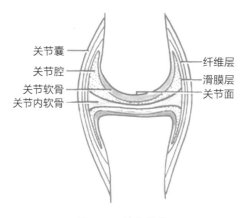

关节囊
关节腔
关节软骨
关节内软骨
纤维层
滑膜层
关节面

图 1-8 关节模式

（三）骨骼肌

运动系统的肌肉都是骨骼肌，附于骨骼，受意志支配，又称为随意肌。人体有 600 多块骨骼肌，主要分布于躯干和四肢。骨骼肌能接收大脑的指令而收缩、舒张，牵引骨骼，产生各种动作。

二、学前儿童运动系统的特点

（一）学前儿童骨的特点

1. 骨的生长速度快，易修复、易再生

学前儿童的骨膜较厚，血管丰富，骨膜内有成骨细胞，对骨

学前儿童骨骼的特点

的生长及再生起到重要作用。又加上学前儿童新陈代谢旺盛，当其骨受损时，愈合速度较成人快。一般成人骨折后愈合需要 2～3 个月，学前儿童则需要 1～2 个月就能痊愈。这一阶段学前儿童的长骨处于稳速的生长阶段，表现为儿童身高每年增加 5～7 厘米。

2. 骨骼弹性大、硬度小

相较于成人，学前儿童骨组织中有机质含量高、无机质含量少，因此，学前儿童的骨弹性大、硬度小，受压力时易弯曲变形，一旦发生骨折，常表现为折而不断的"青枝骨折"。

拓展阅读

青枝骨折

青枝骨折多见于儿童，在植物的青嫩枝条中，常常会见到折而不断的情况。儿童的骨骼中含有较多的有机物，外面包裹的骨外膜又特别厚，因此在力学上就具有很好的弹性和韧性，不容易折断，遭受暴力发生骨折就会出现与植物青枝一样折而不断的情况，骨科医生就把这种特殊的骨折称为青枝骨折。由于青枝骨折时，骨骼虽"折"却仍然未"断"，因而一般都属于稳定骨折，通常是不需要手术治疗的。四肢骨的青枝骨折用石膏外固定治疗都有很好的效果。

学前儿童骨折时，应补充丰富的蛋白质、维生素和矿物质。骨折初期，胃口会比较差，应安排清淡的、易消化的食物，如喝一些鱼汤、肉汤和蛋汤等。随着病情的恢复，食欲也会逐渐好起来，应适当增加富含蛋白质的食物，如瘦肉、鱼、蛋以及大豆制品等。矿物质和维生素对骨折的恢复也很重要，应鼓励儿童多吃一些含钙和维生素丰富的食物，如牛奶、大豆制品、新鲜蔬菜和水果等。学前儿童骨的再生能力强，恢复比较快，1 个月左右的时间就可以痊愈。

3. 软骨未完全钙化

（1）腕骨。成人每只手有 8 块腕骨。新生儿的腕骨都是软骨。6 个月后，出现骨化中心，10 岁左右，钙化中心全部出现。所以，学前儿童的手部力量较弱，负重能力差，不能拿重物，也不能过度进行腕部活动，如长时间写字、弹琴等。

（2）脊柱。脊柱是人体的主要支柱，发育成熟的脊柱有 4 个生理弯曲，即颈曲、胸曲、腰曲和骶曲，弯曲的形成是为了适应直立行走，起到平衡身体和缓冲震荡的作用。新生儿的脊柱平直，伴随着婴儿 3 个月会抬头、6 个月会坐、1 岁能行走等粗大动作的发育，生理弯曲相继出现，直到 6～7 岁脊柱的这种自然弯曲才会被韧带所固定，机体到 20～21 岁或者更晚时，脊柱才能真正定型。再加之学前儿童椎骨之间的软骨层较厚，整个学前期，不良的姿势易导致学前儿童脊柱变形。当儿童体位不正或长时间一侧紧张，像坐立姿势不正确、单肩负重、睡软床等，容易引起脊柱的侧弯。

（3）骨盆。骨盆是由骶骨、尾骨、髋骨及韧带共同围成的骨性腔，能有效传递重力，保护盆腔内的脏器。学前儿童的骨盆与成人不同，髋骨尚未骨化完全，骨骼之间连接不牢固，受外力作用容易发生移位，从而影响骨盆的形状。因此儿童应避免从高处向较硬的地面上跳。

（二）学前儿童骨连接的特点

1. 关节窝较浅、韧带松、易脱臼

韧带是连接骨与骨之间的纤维组织，能加强关节的稳定性，以免关节间发生移位或损伤。学前儿童的韧带较松，关节窝比较浅，因此关节的灵活性大，但是牢固性较差，在外力的作用下较易发生脱臼。例如：悬吊过久易发生肩关节脱臼；过度弯曲脊柱易引起脊柱损伤；用力牵拉手肘易造成桡骨半脱位，即肘关节脱臼，又称"牵拉肘"。

2. 足弓尚在骨化，周围韧带松弛，易塌陷

足骨由7块跗骨、5块跖骨、14块趾骨组成。跗骨和跖骨借韧带连接，形成向上突起的足弓。足弓可增加站立的稳定性，缓冲行走时产生的震荡，减轻足部疲劳。学前儿童因足骨、肌肉和韧带尚未发育成熟，若长时间站立、行走，或肥胖、负重过多等容易引起足弓塌陷或足弓变小，导致扁平足。

（三）学前儿童骨骼肌的特点

1. 易疲劳，恢复快

学前儿童肌肉中水分较多，蛋白质相对较少，肌纤维细弱，肌肉柔嫩，收缩力差，容易疲劳。但儿童新陈代谢旺盛，疲劳后肌肉功能的恢复也较快。

2. 骨骼肌发育与神经中枢发育有关

控制上下肢大肌肉群的神经中枢发育较早，因此学前儿童的大肌肉动作发育较早，如行走、跑跳，甚至投掷等活动；但小肌肉群发育较晚，尚不能很好地完成精细的动作，如使用筷子、剪刀，握笔画图形等。

三、学前儿童运动系统的保健要点

（一）科学组织体育活动和户外活动

适宜的锻炼能促进机体新陈代谢，在室外接受适宜的日照可以促进人体生成维生素D，促进钙、磷的吸收，加快钙在骨骼中的沉积。运动对骨和肌肉组织的牵拉刺激，有利于体格的生长。

骨折的急救

学前儿童的粗大动作和精细动作均处于迅速发展的阶段，经常进行跑、跳、投掷等活动，可促进大肌肉的发展；而剪纸、绘画、串珠和插片等活动，可促进手部小肌肉和手眼协调能力的发育。

运动时要注意掌握好运动量并做好安全保护，不宜做剧烈的运动和持续时间过久的运动，也不宜在坚硬的水泥地面上跑、跳。

（二）教育学前儿童保持正确的姿势

保持正确的姿势，形成良好的体态，不仅是从美观的角度考虑，更是为了保证学前儿童身心健康发展。不良的体态，如脊柱侧弯，会使学前儿童胸廓严重变形，从而影响心肺发育。体态不良也容易让学前儿童产生自卑心理，影响其健全人格的形成。

为了防止骨骼变形，形成良好的体态，需要注意以下几点：不宜过早坐、站，不宜睡软床；负重不宜超过体重的 1/8，不宜长时间单肩负重、手提重物；不宜长时间从事一项活动或保持固定姿势；应根据学前儿童身高配置适宜的桌椅，并随着其身高的增加及时调整桌椅高度；要随时纠正坐、立、行、走中不正确的姿势。

（三）合理膳食供给充足营养

合理膳食是保证骨骼和肌肉生长的重要条件，骨的生长需要大量的蛋白质、钙、磷、维生素等；肌肉需要不断提供蛋白质、无机盐以及糖。学前儿童要注意补充优质蛋白质、钙、磷、维生素 A、维生素 D 等营养素，以保证骨的钙化和肌肉的发育。

（四）衣服要宽松适度

学前儿童不宜穿过于紧身的衣服，以免影响血液循环。衣服、鞋的宽松应适度，过于肥大会影响运动，易造成意外伤害，鞋过小会影响足弓的正常发育。

（五）减少对运动系统造成危害的因素

日常生活中为了保证安全要注意以下几点：避免过度牵拉学前儿童的手臂，防止脱臼；避免长时间让学前儿童站立，长时间写字、绘画等；及时发现并阻止学前儿童的各种危险动作，如提重物、拔河、从高处往下跳等。

🔗 拓展阅读

组织学前儿童运动的注意事项

在进行运动和户外活动前，为了保证安全，首先要对场地进行清洁整理工作，准备合适的器材，并选择适合学前儿童年龄特点的运动。其次，在班级中做好安全教育和活动前的准备工作，如系鞋带、上厕所、热身运动等。再次，在活动中注意观察、巡视，避免发生意外事故，不同季节还要注意保暖、防中暑等情况。另外，要注意控制活动时间和活动量，避免超负荷运动使身体过于疲劳。最后，在运动后要进行整理活动。

任务4　学前儿童循环系统的特点与保健认知

笔记栏

情景导入

今天天气很好，大班的幼儿们在赵老师的带领下进行户外游戏，大家围绕着操场相互追逐、尽情嬉戏。有不少幼儿一直绕着操场不停地奔跑，活动时间结束了，大部分幼儿听从老师的指挥停止了游戏，有序往班级教室走，也有部分幼儿停在了原地，大口地喘着气。有经验的赵老师看见后，立即要求所有幼儿慢慢地往回走，不要站着不动。赵老师还告诉幼儿回班后不能马上喝水，要过一会儿再喝水。

思考：赵老师的做法是否合理？

知识精编

一、循环系统的组成和功能

循环系统是人体内封闭的管道系统，由血液循环系统（见图1-9）和淋巴循环系统两部分组成。循环系统的功能包括运输和免疫。其中，血液循环系统负责运输氧气、养料、废物及其他代谢物，维持机体内环境的平衡；淋巴系统是人体的重要防卫系统，能生成淋巴细胞和抗体，参与机体免疫，并维持机体内环境的稳定和体温的恒定。

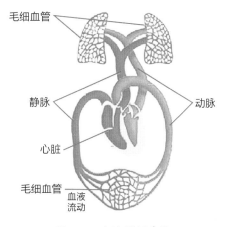

图1-9　血液循环系统

（一）血液循环系统

1. 心脏

心脏是血液循环的动力器官，位于胸腔内，由心肌组成。心脏通过收缩和舒张，将血液送至全身各处，并在身体里循环流动。心脏每次收缩射出的血量叫每搏输出量，是衡量心脏工作能力大小的指标。

2.血管

血管遍布全身，根据血流方向和管壁结构不同，分为动脉、静脉和毛细血管三种。

（1）动脉是血液从心脏流向全身的管道。动脉管壁厚、弹性大，血流速度快，多数分布在身体较深的部位，如腕部、颈部等。

（2）静脉把血液从身体各部位运回心脏。静脉管壁薄、弹性小，血流速度慢，分布有深有浅，分布于体表的叫皮下静脉。

（3）毛细血管遍布身体的各器官组织，是连接最小动脉和最小静脉之间的网状结构管道。其管径细小，仅能允许单个红细胞通过；管壁极薄，仅由一层上皮细胞组成，其内血流速度极慢。这些结构特点使毛细血管成为血液与组织液之间物质和气体交换的高效场所。

3.血液

血液由血浆和血细胞组成。血细胞包括红细胞、白细胞、血小板，其功能如下。

（1）血浆的主要功能是运载血细胞和运输养料。

（2）红细胞的功能是运输氧气和二氧化碳。

（3）白细胞的功能是吞噬病菌和参与免疫。

（4）血小板能促进血液凝固，起到止血的作用。

（二）淋巴系统

淋巴系统由淋巴管、淋巴结、脾、扁桃体组成，它是血液循环的辅助部分，其主要功能是运输全身淋巴液进入静脉。淋巴结、扁桃体和脾具有生成淋巴细胞、清除体内微生物等有害物质和产生抗体的作用，也参与机体的免疫功能。

二、学前儿童循环系统的特点

（一）学前儿童血液循环系统的特点

1.心脏

学前儿童心脏体积相对身体的比例比成人大，青春期后逐渐达到成人水平；学前儿童心腔小，心肌的收缩力差，每搏输出量少；学前儿童心率较成人快，随着年龄的增加而逐渐减慢。由于学前儿童心脏排血量少，而机体的新陈代谢旺盛，为满足机体需要，只有通过加快心率来弥补。学前儿童年龄越小，心率越快，脉搏次数越多。机体在不同年龄层次的平均心率不同（见表1-6）。

表1-6　儿童机体不同年龄层级的平均心率

年龄	新生儿	1岁以下	2～3岁	4～7岁	8～10岁
平均心率（次/分）	120～140	110～130	100～120	80～100	70～90

2.血管

（1）学前儿童血管的内径与成年人比相对较粗，毛细血管丰富，故机体各组织、器官供血充足，保证了氧和营养物质的供给；同时学前儿童血管较成人短，血液循环一周的时间短，这有助于及时消除疲劳，促进生长发育。

（2）学前儿童因心脏每搏输出量少，动脉血管壁弹性好，血管内径较成人粗，因此血液流动受到的阻力小，血压偏低。年龄越小，血压越低。

3.血液

（1）学前儿童血液量与成年人比相对较多，年龄越小，血液量与体重的比值越大。学前儿童血液总量多，有利于生长发育。

（2）学前儿童的血液中血浆含水分较多，含凝血物质（纤维蛋白、钙等）较少，因此，学前儿童出血时血液凝固得慢。血液中红细胞含血红蛋白的数量较多，并具有强烈的吸氧性，这有利于学前儿童的新陈代谢。

（3）学前儿童血液中白细胞中的中性粒细胞比例较小，因此，学前儿童抵抗疾病的能力较差，易感染疾病。

（4）学前儿童血液循环量增加，成人喂养不当，学前儿童严重挑食、偏食，生长发育过快，消化、吸收功能较差等情况，都易导致贫血。

（二）学前儿童淋巴系统的特点

学前儿童的淋巴系统尚未发育完善，屏障功能较差，当机体受到感染时不能有效地组织病原体，因此感染容易扩散。学前儿童淋巴系统发育较快，淋巴结的防御和保护功能比较显著，表现为学前儿童常有淋巴结肿大的现象。扁桃体在 4～10 岁为发育高峰，14～15 岁时逐渐退化，所以学前儿童常见的扁桃体肥大多是生理现象。

三、学前儿童循环系统的保健要点

（一）供给均衡合理营养，预防贫血

学前儿童因生长发育快和铁的吸收率低，容易发生缺铁性贫血。因此，日常饮食中注意多吃含铁和蛋白质丰富、易吸收的食品，如动物血、动物肝脏、瘦肉、蛋黄等，同时注意纠正挑食、偏食的饮食行为，预防缺铁性贫血。此外，还应控制学前儿童胆固醇和脂肪酸的摄入量，饮食要少盐，口味清淡，使其形成健康的饮食习惯。

（二）科学组织体育活动，增强体质

根据学前儿童的年龄特点，为其选择适合的体育活动，可以促进学前儿童的血液循环，提高心脏负荷能力。在组织学前儿童参加体育活动时，要控制运动的时间和强度，避免长时间的剧烈活动；在运动前做好准备工作，在运动后不能立刻停止，要有整理放松活动；在学前儿童运动时或运动后，不能让其立即饮用大

量白开水，可以少量饮用淡盐水。体育锻炼要做到动静交替、劳逸结合，避免增加心脏的负担。

（三）衣物宽松适度，保证血液循环畅通

学前儿童不宜穿过于紧身的衣物，否则会影响血液循环，限制四肢活动，在寒冷的冬季，还容易出现手脚冰凉、冻疮等问题。

任务 5　学前儿童呼吸系统的特点与保健认知

情景导入

每到两季交替的时节，气温变化幅度大，幼儿园里总有许多小朋友患上感冒，有咳嗽、鼻塞、打喷嚏、发烧等症状。最近，中班里就有几个小朋友出现了感冒症状，班上的豆豆小朋友感冒很久都没好。这天赵老师发现豆豆外耳道里有黄黄的液体流出来，豆豆还总是说耳朵痛，赵老师马上将这个发现告诉了豆豆妈妈。妈妈带豆豆到医院，医生诊断豆豆患上了中耳炎。

思考：豆豆是如何患上中耳炎的呢？

知识精编

一、呼吸系统的组成和功能

呼吸系统由呼吸道和肺两部分构成。呼吸道是气体进出的通道，包括鼻、咽、喉、气管、支气管，其中鼻、咽、喉被称为上呼吸道，气管和支气管被称为下呼吸道。肺是气体交换的场所。呼吸系统的主要功能是不断吸入氧气和呼出二氧化碳以维持生命活动。呼吸系统的组成如图 1-10 所示。

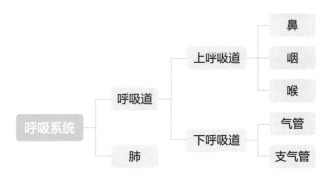

图 1-10　呼吸系统的组成

（一）上呼吸道

1. 鼻

鼻是呼吸道的入口，也是嗅觉器官，包括鼻腔、嗅觉感受器、鼻甲、鼻黏

膜、鼻毛、鼻中隔、鼻窦等。鼻具有加温、加湿、过滤空气的作用，是呼吸系统的第一道防线。

鼻泪管是位于眶和鼻骨之间的狭窄通道，具有收集泪液的作用，该部位易发生堵塞。鼻泪管开口于下鼻道，成人鼻泪管的开口位于下鼻道的顶壁或侧壁。鼻泪管开口处的黏膜内含有丰富的静脉丛，感冒时，黏膜易充血和肿胀，导致鼻泪管下口闭塞，致使鼻泪液向鼻腔引流不畅，故感冒时常有流泪的现象。

2. 咽

咽是呼吸道和消化道上段的交界处，是气体和食物的必经之路。鼻咽部后壁两侧有一对开口通向中耳，我们把这一通道称为咽鼓管。咽鼓管的作用是平衡中耳和外耳的气压，有利于鼓膜的正常振动。

3. 喉

喉是呼吸道最狭窄的部位，它上通咽，下接气管，是呼吸的重要器官，也是发音的器官，喉部声带的振动可以发出声音。

（二）下呼吸道（气管、支气管）

气管位于颈前正中、食管之前，由环状软骨连接而成，气管上端与喉相接，下端分出左、右支气管。左、右支气管分别进入左、右两肺，在肺内形成树枝状分支。气管和支气管内壁覆有一层带纤毛的黏膜，机体通过纤毛不停地摆动，排除尘埃和异物；而黏膜分泌的黏液具有抑制和杀死病原体的作用。

（三）肺

肺位于胸腔内，左右各一，是气体交换的场所。左肺分两叶，右肺分三叶。左、右支气管分别进入左、右肺内，并向下依次分支为细支气管、肺泡管、肺泡囊和肺泡。肺泡数目多、壁薄，壁外包围着毛细血管网和弹性纤维，保证了肺泡和毛细血管中的血液能够进行有效的气体交换。血液里的二氧化碳通过呼吸道呼出，氧气也通过呼吸道进入肺泡，再经血液循环运往全身，完成气体的交换任务。

二、学前儿童呼吸系统的特点

（一）学前儿童呼吸器官的特点

1. 鼻

（1）学前儿童鼻腔短而狭窄，鼻黏膜柔嫩，血管丰富，易发生鼻出血。感染后容易因鼻黏膜充血、水肿，出现鼻塞和呼吸困难。

（2）学前儿童鼻毛少，不能有效地阻挡和过滤空气中的粉尘、细菌等，容易被感染。

（3）学前儿童鼻泪管短，患上呼吸道感染时，病菌容易上行侵入眼睛，从而引发结膜炎、泪囊炎。

◎案例材料

佳佳半岁了，最近眼角总是有很多黄色的眼屎。奶奶说："上火了，喝点菊花精就好了。"佳佳眼屎多一定是上火吗？

◎分析

佳佳眼屎多很有可能是鼻泪管堵塞，诱发急性泪囊炎，需要尽快到医院就医。

2. 咽

（1）咽部淋巴组织丰富，学前儿童免疫力相对较低，所以易患扁桃体炎。

（2）学前儿童的咽鼓管较成人的宽、短、平直，故咽部的感染容易沿着咽鼓管侵入鼓室而引发中耳炎。

3. 喉

（1）学前儿童喉腔狭窄，软骨柔软，黏膜娇嫩，且会厌功能发育尚未完善。进食时如哭闹、嬉笑打闹、吞咽过快等，食物容易随吸气进入气管而出现呛咳，严重时会导致窒息。

（2）学前儿童的声门短而窄，声带短而薄，因此声调较成人高。

（3）学前儿童声带弹力纤维发育尚未完善，声门肌肉容易疲劳，长时间发音或是发音过高会损伤声带。

4. 气管、支气管

（1）学前儿童的气管、支气管管腔狭窄，管壁柔软，肌肉和弹力组织发育不完善。黏膜分泌黏液少，管腔较干燥，且黏膜上的纤毛运动能力差，不能很好地清除微生物，易感染发炎肿胀，造成管腔狭窄，以致引起呼吸困难。

（2）学前儿童右侧的支气管较直，支气管异物多见于右侧。

5. 肺

学前儿童肺的弹力组织发育较差，间质较多，血管丰富。6～7岁，肺泡的组织结构与成人基本相似，但肺泡量较少。整个肺组织含血量多而含气量少。因此，稍有黏液阻塞便会引起肺不张、肺瘀血。随着年龄的增长及体格的发育，肺总容积才逐渐增加，出生后几个月及青春期增加最迅速。

（二）呼吸运动的特点

1. 呼吸浅、频率快

学前儿童胸廓小、肺活量与成人比相较小。但学前儿童新陈代谢旺盛，对氧的需求量大，因此只能靠加快呼吸频率来满足需求，而且年龄越小，呼吸频率越快（见表1-7）。

表1-7　儿童机体在不同年龄层次的呼吸频率

年龄	新生儿	1岁以下	2～3岁	4～7岁	8～10岁
呼吸频率（次/分）	40～44	25～30	24～25	20～22	18～20

2.呼吸调节功能差

学前儿童呼吸中枢发育尚未完善，因此呼吸调节功能较差，易出现呼吸节律不齐或间歇性呼吸，甚至呼吸暂停等症状。

三、学前儿童呼吸系统的保健要点

（一）纠正学前儿童不良的行为习惯

第一，戒除用口呼吸，养成用鼻呼吸的习惯。鼻腔黏膜和鼻毛具有清洁、温暖、湿润空气以及减少上呼吸道感染的作用。

第二，戒除挖鼻孔的行为。挖鼻孔可使鼻毛脱落、鼻黏膜受损、血管破裂，且易引起感染。应禁止学前儿童用手挖鼻孔，一旦出现，及时纠正。

第三，不蒙头、张口睡觉，保持呼吸畅通。

第四，吃东西时要专注，避免边吃饭边说话或嬉笑，以免食物误入气管或支气管，导致气道堵塞。

第五，不要将豆子、玻璃球、纽扣等小物件放入鼻孔，以免引起窒息。

（二）保持室内空气新鲜，合理进行体育锻炼

学前儿童新陈代谢旺盛，但呼吸功能尚未健全，因此容易缺氧。应保证活动场所空气新鲜，尤其是冬季。冬季是呼吸道感染病高发的季节，而密闭的环境容易使病菌聚集，使疾病在学前儿童之间相互传染。要对儿童聚集场所经常通风换气。同时根据学前儿童年龄和健康状况，合理组织户外活动和锻炼，促进学前儿童呼吸器官的发育，增加肺活量，增强呼吸系统对环境的适应能力。

（三）保护学前儿童的声带

选择适合学前儿童音域特点的歌曲或朗读材料让其练习，每次练习时，发声时间最多4～5分钟。鼓励学前儿童用自然、优美的声音唱歌、说话，避免高声喊叫。练习发声的地点应保持空气流通，温度、湿度适宜。冬季不要在室外练声，要避免学前儿童在温度骤变的情况下练习发声。当咽部有炎症时，应减少发声，直到完全恢复为止。

Ｃ 任务6　学前儿童消化系统的特点与保健认知

情景导入

豆豆喜欢吃甜食，也不注意刷牙，还不到5岁，牙齿就掉了好几颗。妈妈教育豆豆要少吃甜食，养成及时漱口的好习惯。但是，奶奶却说小孩子的乳牙反正是要掉的，不用过于担心紧张。

思考：奶奶的说法对吗？

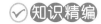

一、消化系统的构成与功能

（一）消化系统的构成

消化系统由消化道和消化腺构成。消化道包括口腔、咽、食管、胃、小肠、大肠和肛门。消化腺包括唾液腺、肝脏、胰腺、胃腺和肠腺等。人体消化系统的主要构成如图1-11所示。

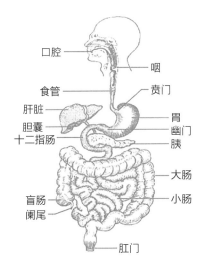

图 1-11　消化系统主要构成

（二）消化系统的功能

消化系统的主要功能是摄取、转运、消化食物和吸收营养、排泄废物。

消化是指通过消化管和消化液的作用把食物分解成结构简单、可被吸收的小分子物质的过程。吸收是指经消化产生的小分子物质透过消化管黏膜上皮细胞进入血液和淋巴液的过程。对食物的消化和吸收，供给机体所需的物质和能量。食物中的营养物质除维生素、水和无机盐可以被直接吸收利用外，蛋白质、脂肪和糖类等物质均不能被机体直接吸收利用，需在消化管内被分解为结构简单的小分子物质，才能被吸收利用。对于未被吸收的残渣部分，消化道则通过大肠以粪便形式排出体外。

二、学前儿童消化道的特点

（一）口腔

口腔是消化道的入口，前与口唇相接，后与咽相连。口腔内有牙齿和舌等结构，同时还有导管开口于此的唾液腺。食物在口腔以机械性消化为主。食物进入口腔中，经过牙齿切割、研磨等将食物变成食糜，经过唾液腺的初步消化后再输送到食管。

1. 牙齿

牙齿是最坚硬的消化器官，嵌于牙槽中，如图 1-12 所示。按照牙齿的形态和功能分为切牙、尖牙和磨牙；按照牙齿在口腔中出现的时间顺序可分为乳牙和恒牙。

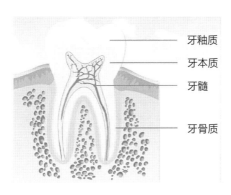

牙釉质

牙本质

牙髓

牙骨质

图 1-12　牙齿

（1）乳牙。新生儿有 20 颗乳牙牙胚。乳牙牙胚在胎儿 5 个月时钙化，一般出生后 6 ~ 8 个月时萌出，2 ~ 2.5 岁左右出齐 20 颗，如表 1-8 所示。小儿乳牙萌出时一般无痛苦，但个别有短暂的睡眠不安、烦躁、流涎、喜欢咬硬物和手指等，此时可让小儿吃饼干或甜萝卜条等，以助乳牙的萌出。乳牙的牙釉质较薄，牙本质较软脆，牙髓腔较大。当残留在齿缝里的食物被细菌分解、产酸，腐蚀牙釉质，易导致脱钙，引起龋齿。

表 1-8　乳牙萌出时间表

萌出顺序	牙齿名称	萌牙时间	萌牙总数
1	下中切牙	4 ~ 10 个月	2
2	上中切牙	4 ~ 10 个月	2
3	上侧切牙	4 ~ 14 个月	2
4	下侧切牙	6 ~ 14 个月	2
5	第一乳磨牙	10 ~ 17 个月	4
6	尖牙	16 ~ 24 个月	4
7	第二乳磨牙	20 ~ 30 个月	4

（2）恒牙。一般从 6 岁开始萌出，渐次与乳牙进行交换，14 岁左右全部交换完毕。如图 1-13 所示，恒牙共有 28 至 32 颗。恒牙中有 20 颗是与乳牙交换的，还有 12 颗磨牙从乳牙后方增生出来，包括第一磨牙 4 颗，6 岁左右萌出第一颗恒牙，称为六龄齿；第二磨牙 4 颗；第三磨牙 4 颗，即智齿。

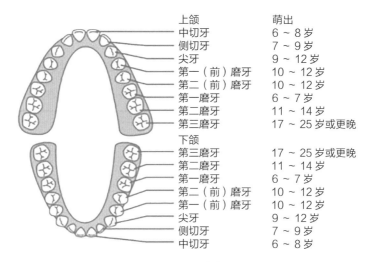

上颌	萌出
中切牙	6～8岁
侧切牙	7～9岁
尖牙	9～12岁
第一（前）磨牙	10～12岁
第二（前）磨牙	10～12岁
第一磨牙	6～7岁
第二磨牙	11～14岁
第三磨牙	17～25岁或更晚
下颌	
第三磨牙	17～25岁或更晚
第二磨牙	11～14岁
第一磨牙	6～7岁
第二（前）磨牙	10～12岁
第一（前）磨牙	10～12岁
尖牙	9～12岁
侧切牙	7～9岁
中切牙	6～8岁

图 1-13　恒牙萌出时间

2.舌

舌头的主要功能是搅拌食物、协助吞咽、分辨味道（味蕾）以及辅助发音。

小儿的舌短而宽，舌系带短，舌头活动受限，影响准确发音。小儿舌的灵活性较差，搅拌食物及协助吞咽的能力较弱。

（二）食管

学前儿童的食管比成人的短且狭窄，黏膜薄嫩，管壁肌肉组织及弹性纤维发育较差，易受损伤。因此，为学前儿童准备的食物应做到碎、细、软、烂、嫩。

（三）胃

胃的主要功能是暂时储存食物和对食物进行初步消化，使食物形成食糜，借胃的蠕动将食糜送入十二指肠。

胃的入口称贲门，与食管相连。胃的出口称幽门，与十二指肠相接。新生儿的胃呈水平位，贲门括约肌较松弛，幽门括约肌发育好，所以新生儿经常出现溢奶现象，喂奶时应注意方法。

学前儿童的胃容量较小，新生儿的胃容量为 30～60 毫升，但随着年龄的增长，胃容量不断增大，如表 1-9 所示。在供给其食物时，应考虑不同年龄学前儿童的胃容量，少食多餐。

表 1-9　学前儿童胃在舒张时的容量

年龄	新生儿	3个月	1岁	3岁	4岁	5岁	6岁
胃容量（毫升）	30～60	150	250	680	760	830	890

学前儿童的胃黏膜薄嫩，胃壁肌肉组织、弹力纤维及神经组织发育差，蠕动不如成人；胃腺数目少，胃液的酸度和酶的效力不如成人，所以消化能力较弱。

（四）肠

从胃的幽门到肛门的这段消化管被称为肠。人的肠分为小肠和大肠。

1. 小肠

小肠可分为十二指肠、空肠和回肠。小肠的主要功能是消化、吸收及免疫保护，是吸收营养物质的主要场所。

学前儿童小肠相对成人长，新生儿肠的总长度是身长的 8 倍；学前儿童肠的总长度大约是身长的 6 倍，而成人肠的总长度只有身长的 4 倍。

学前儿童的肠黏膜较柔嫩，肠壁薄，血管及淋巴管丰富，小肠绒毛发育良好，肠道吸收能力强。学前儿童肠壁薄，通透性高，虽利于营养的吸收，但屏障功能差，肠内毒素、消化不全的产物和过敏源等可经黏膜进入体内，引起全身感染和变态反应性疾病。

学前儿童肠壁薄且固定性差，加上外界的刺激如腹部受凉、腹泻等，易发生肠套叠。

 拓展阅读

肠套叠

肠套叠是指一段肠管套入与其相连的肠腔内，并导致肠内容物通过障碍。肠套叠是小儿常见的腹部急症之一，通俗地说就是指某段肠管凹陷入其远端的肠管，像收起单眼望远镜一样（如图1-14所示）。发生的年龄大多在 5 个月至 1.5 岁，80% 的病例都在 1 岁以内，尤以 5 个月至 9 个月时最常见，男婴较女婴多。

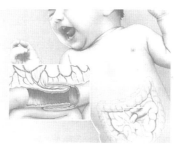

图 1-14　肠套叠

1. 肠套叠发生的原因

肠套叠发生的原因可分为原发性和继发性两种。

（1）由于小儿肠蠕动活跃，在添加辅食的年龄，可因肠蠕动紊乱而发生肠套叠。

（2）小儿的上呼吸道或胃肠道感染，常合并肠系膜淋巴结肿大，也可能影响肠管的正常蠕动而致肠套叠。

（3）有时肠蛔虫症、痉挛性肠梗阻也是发病的原因。

（4）腺病毒感染也与发病有关，在感染时回肠远端呈较显著的肥大和肿胀，从而成为肠套叠的起点。

（5）少数小儿的肠套叠有明显的机械因素，如梅克尔憩室、息肉、肿瘤、肠壁血肿（如过敏性紫癜）等作为诱因而成为肠套叠起点。

2.肠套叠的主要症状

（1）腹痛：宝宝虽有腹痛，但不会详尽讲述，临床上可表现为突然发生哭闹、屈腿、面色苍白。腹痛缓解时仍可嬉玩或入睡。反复发作后，患儿精神渐差、嗜睡、面色苍白、精神萎靡甚至出现休克。

（2）呕吐：腹痛发作后不久便发生呕吐。初为乳汁、乳块或食物残渣，以后带有胆汁，晚期可吐出粪便样液体。

（3）果酱样大便：病初时可有1~2次正常大便，以后便排出含血和黏液的粪便，像果酱样。大多数患儿在起病后4~12小时出现这种带有特征性的果酱样大便，少数婴儿来诊时无血便，仅肛门检查时手套上染有血迹。

（4）腹部肿块：由于肠管发生了套叠，因而局部隆起似肿块状。在疾病的早期，腹部可扪及肿物，到了晚期，由于脱水、电解质紊乱、腹胀、休克甚至出现腹膜炎征象，此时腹部肿块反而不容易被查出。

3.肠套叠的护理

宝宝发生肠套叠以后，要立即送医院治疗，否则，便会耽误病情。如果发现及时（48小时内）非手术治疗即可，否则必须手术治疗。被套叠部分的肠壁血液循环受到阻碍，会使肠壁发生坏死、穿孔，导致腹膜炎，甚至死亡。因此，如果一个健康的学前儿童突然出现不明原因的阵发性哭闹、面色苍白、出冷汗、精神不振时，应想到是否有可能是肠套叠造成的。

4.肠套叠的预防

要注意预防肠套叠。坚持科学喂养，不要过饥过饱，添加辅食要循序渐进，不要操之过急；要注意气候的变化，随时增减衣服；避免各种容易诱发肠蠕动紊乱的因素。曾经患过肠套叠的学前儿童，如遇不良因素作用，还有可能旧病复发，因此，如果出现肠套叠的"先兆"症状时，应立刻送往医院，千万不可大意。

2.大肠

大肠的主要功能是进一步吸收食物残渣中的水和无机盐；储存和排泄粪便；通过分泌黏液保护黏膜、润滑粪便，利于排便。

学前儿童肠道正常菌群脆弱，易出现菌群失调，引起消化功能紊乱。由于学前儿童大脑皮层功能发育不完善，进食时常引起胃—结肠反射，产生便意，大便次数多于成人，如果长期抑制会形成便秘。由于大肠肠壁薄，固定性差，也易发生肠套叠。

三、学前儿童消化腺的特点

（一）唾液腺

人的唾液腺有三对，唾液腺分泌的唾液流入口腔。唾液可以湿润食物，便于吞咽；唾液中含有淀粉酶，能消化食物中的淀粉，使之成为麦芽糖；还有溶菌酶，杀灭口腔中的细菌，所含的黏蛋白对胃黏膜有保护作用。

学前儿童口腔黏膜薄嫩，血管丰富，故容易受损伤和感染。婴儿口底浅，不会及时吞咽所分泌的全部唾液，常发生生理性流涎，随着生长可逐渐消失。

新生儿唾液腺已经形成，但唾液分泌少，口腔较干燥。6个月左右唾液分泌增多，但此时小儿口腔较浅，吞咽能力较弱，常发生生理性流涎。随着唾液分泌量和唾液淀粉酶含量的增加，小儿消化能力逐渐增强。

（二）肝脏

肝脏是人体最大的消化腺、最重要的解毒器官。

学前儿童的肝脏具有如下特点：肝脏相对比成人大；肝细胞的解毒能力较差，食用药物和食品时要谨慎；肝细胞的再生能力强，代谢旺盛，患甲型肝炎后治愈比成人快；胆汁分泌较少，消化脂肪的能力较差；肝糖原储备较少，容易发生低血糖，故不耐饥饿。

（三）胰腺

胰腺是人体第二大消化腺，位于胃的后方。胰腺分为内分泌和外分泌两个部分。胰腺的内分泌部又称胰岛，能分泌胰岛素和胰高血糖素，调节糖代谢；外分泌部分泌的胰液，有分解蛋白质、糖类和脂肪的功能。学前儿童时期胰液及其消化酶的分泌极易受炎热天气和各种疾病影响而被抑制，容易发生消化不良。

缺乏胰岛素会使血糖高于正常值，从而出现尿液中含糖分的现象，通常称之为糖尿病。反之，胰岛素过多，患者会出现低血糖，主要症状有头晕、乏力、脸色苍白、四肢酸软无力等，严重者会出现意识模糊甚至昏迷。

四、学前儿童消化系统的保健要点

（一）注意口腔卫生，保护牙齿

保护牙齿要注意以下几个方面。

1. 定期检查牙齿

至少每半年带学前儿童检查一次牙齿，检查是否排列整齐、是否有龋齿等情况；换牙期间，注意有无乳牙未脱落、恒牙错位萌出的情况；牙齿有问题应及时就医。

保持口腔和牙齿的卫生

2. 注意口腔清洁

培养学前儿童早晚刷牙、饭后漱口的好习惯；掌握正确的刷牙方法，牙齿的每个面都要刷到，刷牙时间不少于3分钟；为学前儿童挑选合适的牙刷，一般选择头小、刷毛较软、较稀的儿童牙刷，每 3 个月左右更换一次，保持牙刷、漱口杯的干燥卫生。

3. 养成良好的习惯

走路、跑步时注意安全，避免碰撞损伤牙齿；不吃过冷过热的食物，不咬硬物；纠正不良习惯，如咬手帕、咬嘴唇、吮手指等，尤其注意换牙期间，这类不良习惯容易造成牙齿排列不齐。

拓展阅读

如何预防学前儿童牙列不齐

从母亲的角度来预防，母亲在妊娠期时一定要注意营养，要尽量避免 X 射线的照射，特别是要注意少用药。

从孩子的角度来预防，包括以下几点：

（1）当儿童出生后，特别是在萌牙后和换牙时，一定要注意口腔卫生，定期进行口腔的检查，做到早发现问题，早治疗。

（2）如果儿童有不良的习惯，要早期纠正。儿童时期，孩子容易形成一些不良口腔习惯，如吮指、吐舌、咬唇、舔牙、偏侧咀嚼等，长期不良口腔习惯的异常作用力，会阻碍或加速某些部位的生长发育，导致错合畸形的发生，严重者还会影响面容发育。如果家长发现孩子有这些不良习惯，应当耐心加以引导。如果引导无效，必要时可以请儿科牙医生采用一些干预手段，改正这些不良习惯。

（3）龋齿是儿童中最常见的口腔疾病，如果乳牙龋坏严重，牙体严重缺损，甚至不得不拔除龋坏的牙齿，不但会影响孩子的正常咀嚼，造成偏侧咀嚼，还可能影响恒牙胚的正常发育及恒牙萌出。尤其是乳牙过早缺失，会造成邻牙向缺牙位倾斜移动，挤占恒牙空间，导致恒牙错位萌出。对于儿童龋齿，尤其是乳牙龋齿，家长们须引起重视，及时治疗，不能因为觉得乳牙迟早要换就置之不理。同时，家长也应督促孩子早、晚认真刷牙，做好口腔卫生保健。

（4）要加强孩子的咀嚼功能训练，让小孩的颌骨能够得到正常的发育，才能够有足够的空间让牙齿排列整齐。

（二）均衡营养，合理膳食

根据学前儿童消化系统的特点，要为学前儿童提供营养丰富、易消化的食物，少食多餐，一般一日三次正餐、两次点心。

牙齿主要由钙、磷等无机盐构成，因此要合理膳食，多吃富含此类营养物质的食物，如牛奶、海带等。同时维生素 D 等营养素可以促进钙、磷的吸收和利用。

饮食中控制糖的摄入量可以预防龋齿。摄入适量膳食纤维可以清洁牙齿、消化道，有助于通便。多喝水也对口腔清洁和预防便秘有很大帮助。

注意学前儿童食物的温度。学前儿童不宜吃太多冷饮，易刺激肠胃，引起不适。要避免因食物过热引起的消化道各部分的烫伤。

（三）培养良好的饮食卫生习惯

注意饮食卫生，饭前便后要洗手。细嚼慢咽，不吃汤泡饭。饮食要定时定量，不暴饮暴食，少吃零食。不挑食，不偏食。进食时不要说笑打闹，以防呛食。

（四）饭前饭后不做剧烈运动

饭前应组织学前儿童在室内进行较安静的活动。午饭后宜组织学前儿童散步 15～20 分钟，然后再入睡。饭后 1～2 个小时方可进行体育活动。

（五）培养定时排便的习惯

学前儿童应养成定时排便的习惯。不要让学前儿童憋大便，避免形成习惯性便秘。适当运动，多吃蔬菜水果等含粗纤维较多的食物，多喝开水，可以促进肠道蠕动，预防便秘。

任务 7　学前儿童内分泌系统的特点与保健认知

情景导入

大班的跳跳比其他小朋友矮大半个头，一年身高增长不足 5 厘米。跳跳的父母都很高，跳跳的体形正常，饮食、睡眠等生活各方面也都很正常，但就是身高增长缓慢。家长发现了跳跳的身高异常，带去医院一检查发现是内分泌系统出了问题，要通过激素治疗的方法帮助跳跳长高。

思考：跳跳出现了什么问题，以后如何预防类似问题？

知识精编

一、内分泌系统的组成及功能

内分泌系统和神经系统共同组成了人体统一的调节和控制系统，共同调节机体的生长发育和各种代谢，维持机体内、外环境的动态平衡。

内分泌系统由内分泌腺组成。内分泌系统通过腺体释放一类化学物质——激素，可以直接进入血液循环，到达全身，控制和调节机体的新陈代谢、生长发育、生殖、适应、应急和免疫机能。如果由于某些原因，造成激素分泌过多或过少，人体就会出现内分泌功能亢进和内分泌功能减退。

人体主要的内分泌腺（如图 1-15 所示）有脑垂体、甲状腺、松果体、胰岛、胸腺、肾上腺和性腺等。

◆ 笔记栏

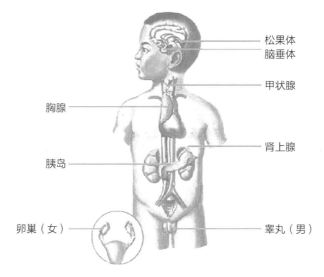

图 1-15　人体主要的内分泌腺

二、学前儿童内分泌系统的特点

（一）脑垂体

脑垂体是人体最重要的内分泌腺，位于下丘脑下方，呈椭圆形。

脑垂体分泌多种激素，主要有生长激素、促甲状腺激素、促肾上腺皮质激素、促性激素、催乳素等。脑垂体分泌的几类促激素能调节其他内分泌腺的活动，因而有"内分泌之王"的称号。

在上述几种激素中，生长激素对学前儿童的影响非常大。生长激素能促进体内物质代谢，从而促进人体的生长。生长激素具有促进蛋白质的合成、加速骨的生长等作用。在学前期，如果生长激素分泌不足，则生长迟缓，可患侏儒症，但一般智力正常。如果生长激素分泌过多，则会使机体生长速度过快，可患巨人症。

生长激素的分泌是不均衡的。首先，脑垂体分泌的生长激素会因年龄而异。一般认为，它在人的两个生长发育的高峰期（即婴儿期和青春期）分泌较多。其次，生长激素在每日不同时段的分泌也有差异，表现为白天分泌较少，夜间分泌较多。有研究表明，生长激素的分泌还会受到情绪、生活制度、营养以及运动等因素的影响。

（二）甲状腺

甲状腺位于颈部前方，呈蝴蝶形。

甲状腺在出生时已经形成，随着年龄逐渐生长，青春期发育最快，功能达到最高峰。甲状腺分泌甲状腺激素，甲状腺激素的主要功能是促进物质与能量的代谢，从而促进个体的生长发育。

碘是甲状腺合成甲状腺激素必不可少的原料，如果碘摄入不足就会造成甲状腺激素分泌不足。甲状腺激素分泌不足在不同发展时期对身体的影响不同，年龄越小受到的危害越大。甲状腺激素不足，会影响到神经系统和骨骼的发育，使学前儿童患上呆小症（又称克汀病），主要症状为身材矮小、下肢短粗、智力障碍。甲状腺激素分泌过多被称为甲状腺功能亢进，简称"甲亢"。甲亢者会出现极度兴奋、注意力不集中、眼球外凸、出汗、情绪易激动、多食而消瘦等症状。

（三）松果体

松果体位于中脑前丘与丘脑之间，呈圆锥形。松果体在幼年时比较发达，到青春期时则开始逐渐萎缩并钙化。

松果体主要分泌褪黑素，其主要功能是促进睡眠和抑制性腺发育。褪黑素的分泌与光照密切相关，松果体会根据眼球感受到的光量决定褪黑素的分泌量。在黑暗的环境下，褪黑素分泌较多，促使人进入睡眠状态。褪黑素还可抑制性腺活动，防止性早熟。

三、学前儿童内分泌系统的保健要点

（一）制定和执行合理的生活制度

组织好学前儿童的睡眠，保证学前儿童拥有充足的睡眠。根据学前儿童的身心发展特点，合理安排一日的生活制度。劳逸结合，能有效地促进学前儿童内分泌系统的正常发育。

（二）安排科学合理的膳食

均衡的膳食对于内分泌系统的生长发育和功能都有很大的帮助。例如，饮食缺碘，可使甲状腺功能不全，引起疾病。学前儿童膳食中应使用加碘食盐，补碘应在医生指导下进行。

（三）不乱服营养品，防止性早熟

部分儿童营养品的成分并不十分明确，有的虽只含微量激素，但若长期服用也有可能在体内累积，引发儿童"性早熟"。生长发育正常的儿童不必吃营养保健品。

（四）帮助学前儿童调适心情

心理压力过大会影响内分泌系统的正常工作，导致内分泌失调。要使学前儿童保持良好的心情，成人要教其调适心情，正确释放压力，用适当的方式表达心情。保教人员应该调适自己的心情，以良好的情绪状态面对学前儿童。当学前儿童出现心理或行为异常时，保教人员应该了解其各方面的情况，并及时与家长联系，家园合作，共同做好相关保教工作。

笔记栏

⊂▶ 任务8　学前儿童泌尿系统的特点与保健认知

■ 情景导入

最近，彤彤经常去厕所，一天要去厕所十多次，比其他幼儿去厕所的频率高得多，经过检查发现彤彤患了尿路感染。

思考：为什么学前儿童比成人更容易发生尿路感染呢？

✅ 知识精编

一、泌尿系统的组成及功能

泌尿系统由肾脏、输尿管、膀胱和尿道组成，如图 1-16 所示。

泌尿系统的主要功能是排出体内代谢废物，调节机体水盐平衡，维持人体内环境稳定。肾脏以过滤血液和重吸收的方式生成尿液，随后输尿管将尿液从肾脏输送至膀胱，膀胱储存尿液，最后尿道排出尿液。

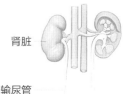

肾脏

输尿管

膀胱
尿道

图 1-16　泌尿系统的组成

二、学前儿童泌尿系统的特点

（一）肾脏

肾脏是生成尿液的器官，人体的肾脏左右各　个，主要是由肾实质构成的。肾实质又由 100 多万个肾单位（包括肾小体和肾小管，肾小体又包括肾小球和肾小囊）构成，肾单位是肾的结构和功能的基本单位。1 岁和 12 ～ 15 岁两个阶段，肾脏的发育最快。

学前儿童年龄越小，肾脏相对越大。新生儿的肾约占体重的 1/120，成人的肾约占体重的 1/200。

学前儿童肾的功能较成人差，因为年龄越小，未成熟的肾单位越多，肾小球的过滤作用越差，且年龄越小，肾小管越短，对水分再吸收和浓缩功能差。

（二）输尿管

学前儿童输尿管相对比成人宽，管壁肌肉和弹力发育不全，紧张度较低，弯曲度大，因此容易造成尿流不畅、易潴留细菌而引起尿道感染。

（三）膀胱

学前儿童新陈代谢快，生成水分和废物多，所以尿液总量相对较多，每天约为 600 ～ 800 毫升，但膀胱容量较小，储尿能力差，因此一天排尿次数较多，如 1 岁每天排尿 15 ～ 16 次，2 ～ 3 岁每天排尿 10 次左右，4 ～ 7 岁时每天排尿 6 ～ 7 次。

排尿是一种天生的反射活动，直接受脊髓控制。随着年龄的增长，大脑皮质才能够控制排尿活动。正是因为婴幼儿时期大脑皮质发育还不完善，小儿常会出现"尿裤子""尿床"等现象。到 2～3 岁，幼儿主动控制排尿的能力才基本完善。到 5 岁左右，尿床的现象通常会自然消失。

（四）尿道

学前儿童尤其是女童的尿道较短，新生儿仅为 1～3 厘米，到青春期才达到 3～5 厘米，又因尿道黏膜柔嫩、尿道口接近肛门，容易发生上行性感染，即细菌由尿道至膀胱、输尿管的方向自下而上所致的感染。

三、学前儿童泌尿系统的保健要点

（一）培养及时排尿的习惯

学前儿童的饮水需要量会受到温度、湿度、活动量、饮食、疾病等诸方面的影响，排尿量也会受到饮水量、季节、活动量、出汗等因素影响，所以要视具体情况提醒其饮水和排尿，注意提醒不要过于频繁，以锻炼膀胱的储尿能力，但也不可长时间憋尿。经过训练，一般到 3 岁左右才具有主动控制排尿的能力。在组织活动、睡觉前等应提醒排尿，对于经常尿床的，老师可以在睡眠中轻声提醒其起床排尿，5 岁后仍然频繁尿床的需要与家长沟通，带其去医院查明原因并及时予以治疗。

（二）保持会阴部的清洁卫生

让学前儿童养成每晚清洗屁股、外阴的习惯。毛巾、洗屁股盆应该专用，并定期进行消毒，不要用不洁的水洗外阴。1 岁以后活动自如的可穿封裆裤，教育学前儿童不要坐在地上，不要玩弄生殖器。教育其大便后擦屁股要从前往后擦，以免粪便中的细菌污染尿道。

（三）保证充足的饮水

学前儿童每天适量饮水既可满足机体新陈代谢的需要，利于及时排泄废物，又可通过排尿起到清洁尿道的作用，可以减少泌尿道感染。

（四）观察尿液颜色，分辨尿液气味

观察学前儿童的排尿情况，有助于及时发现泌尿系统疾病。正常的尿液呈淡黄色，尿液透明，在冬天会偶尔出现乳白色尿液属正常现象。经常出现乳白色或者红色尿液，可能是泌尿系统疾病；出现橘黄色或棕绿色则要注意检查肝胆功能。同时，也要注意尿液的气味，若尿液颜色、气味异常，应及时就医。

C 任务9　学前儿童生殖系统的特点与保健认知

■ 情景导入

玲玲马上要升大班了，最近她问的一些问题，妈妈也不知道该怎么回答，如"妈妈会生宝宝，爸爸为什么不会生宝宝""男生会长胡子，女生为什么不会""我们为什么跟男生不一样"。

思考：家长是否应该回避此类问题？

✔ 知识精编

一、生殖系统的组成及功能

男性外生殖器主要有阴茎、阴囊，内生殖器主要有睾丸、输精管、前列腺等（见图1-17）。女性外生殖器主要有阴唇、阴蒂和前庭大腺等，内生殖器主要有阴道、子宫、卵巢、输卵管等（见图1-18）。

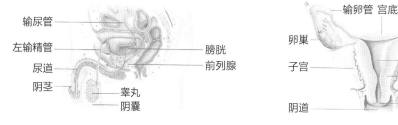

图1-17　男性生殖器　　　　　　　图1-18　女性生殖器

生殖系统的主要功能是产生生殖细胞、分泌性激素和繁衍后代。睾丸（男）和卵巢（女）分别能产生生殖细胞精子和卵子，同时也能分泌性激素，因此被称为性腺。

二、学前儿童生殖系统的特点

学前儿童生殖系统的发育是非常缓慢的，到青春期时才迅速发育。男性儿童1～10岁时睾丸长得很慢，其附属物相对较大。女性儿童的卵巢滤泡在胎儿时期最后几个月已经成熟，只有在性成熟后才开始正常排卵。

新生儿出生后，母体性激素下降，而其本身性腺未发育，没有或很少有雌激素的刺激作用，因而生殖系统没有特殊的发育。生殖系统的增长只是在学前儿童身体增长中按比例增长。

三、学前儿童生殖系统的保健要点

（一）注意生殖器官的卫生

注意保持学前儿童生殖器官的清洁卫生，经常用流动水清洗外阴。女孩要

注意从前向后清洗，最后清洗肛门。勤换洗内裤，内裤要宽松，洗外阴和内裤最好用个人专用的盆，注意用具的清洁与消毒。

（二）避免性早熟

性早熟是指在性发育年龄之前出现了第二性征，如身高、体重迅速增长，毛发生长旺盛，女性乳房发育、月经来潮，男性出现胡须、喉结等。

生殖系统的发育受到饮食、内分泌、环境、疾病等多种因素的影响。随着生活质量的提高，学前儿童饮食中含有丰富的营养，这为发育提供了物质基础，而同时学前儿童也在有意或无意中摄入了大量含有类固醇激素的食物或药物，这促进了性激素的合成。少数疾病如性腺肿瘤、肾上腺增生等，也会产生大量性激素。

性早熟的儿童成年后身高往往低于正常发育的同龄儿童，而因其生理提前发育，但心理仍未达到相应年龄，易引起心理问题，因此要积极预防性早熟。

（三）进行科学、随机的性教育

学前期是儿童形成性别角色、发展性心理的关键时期，教师和家长应对学前儿童进行科学、随机的性教育，使其形成正确的性别自我认同，并提高其自我保护意识，防范性侵害。学前儿童对性、性别都还没有很明确的认识，成人越是避而不谈，学前儿童越是好奇，少数家长甚至在学前儿童问及该问题时加以训斥，这对学前儿童正确认识性很不利。成人可以适当告诉一些他们能理解的事物，认识自己的性别特点，正确地教育引导。

任务 10　学前儿童主要感觉器官的特点与保健认知

情景导入

最近，大班的李老师发现班里多了两个戴眼镜的小朋友，经询问才知道，两位幼儿在视力筛查中检查出裸眼视力低下，需要佩戴眼镜矫正视力。

小雪是一个漂亮的小女孩，她的妈妈不仅会给她戴首饰，有时还会给她烫发、化妆。最近，李老师发现小雪的皮肤过敏了，起了一些红色的疹子。

思考：该如何保护好学前儿童的主要感觉器官呢？

知识精编

一、视觉器官——眼

（一）眼的结构和功能

眼（见图 1-19）由眼球和一些附属结构（眼睑、结膜、泪器和眼外肌）组成。

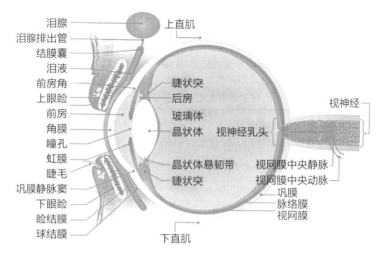

图 1-19　眼的结构

1. 眼球的结构

眼球位于眼眶内，是眼的主要部分，它呈前部凸出的球形，是视觉器官的主要部分。眼球包括眼球壁和内容物。眼球壁有三层膜结构。外层前 1/6 是透明的角膜，后 5/6 是不透明的巩膜。中间层从前向后分别是虹膜、睫状体和脉络膜。有色的虹膜呈圆环形，中间是瞳孔；睫状体通过悬韧带与晶状体相连；脉络膜含有丰富的色素和血管。内层为视网膜，其上分布有大量的感光细胞，可感受光刺激并形成物像。眼球内容物包括房水、晶状体和玻璃体。

2. 人眼的功能结构

眼内与视觉产生直接有关的功能结构，包括位于眼球正中线上的折光系统和位于眼球后部的感光系统（视网膜）。视觉系统通过折光系统和感光系统，使自然界中形形色色的物体以及文字、图形等形象，在人脑中得到反映。

（1）折光系统：在眼球正中线上，由角膜经房水、晶状体、玻璃体直至视网膜的前表面，均是透明无血管分布的组织，构成了眼内的折光系统，使来自眼外的光线发生折射，最后成像在视网膜上。正常人眼看 6 米以外的物体无需调节，即可在视网膜上形成清晰的物像。随着物体的移近，人眼需要进行调节才能在视网膜上清晰成像。人眼的调节以及折光能力的改变，主要靠晶状体形状的改变来实现。晶状体调节属于神经反射性活动，即当视网膜上成像模糊，模糊物像信息传至视觉中枢，经神经传导使睫状体的环形肌收缩，引起连接于晶状体囊的悬韧带放松，而晶状体由于其自身的弹性向前方和后方凸出，折光能力增强，物像前移落在视网膜上而形成清晰的物像。晶状体的调节能力有一定限度，最大调节能力可用近点表示，近点是指眼睛能看清物体的最近距离。年龄越小，晶状体的弹性越好，近点越近。若眼的折光能力异常，或眼球的形态异常，则表现为近视、远视和散光眼。

（2）感光系统：人眼的感光系统即视网膜。感光细胞将视网膜上物像的视觉信息转变为电信号，通过视神经纤维传向大脑，在中枢形成主观意识上的"像"。视网膜上的感光细胞包括视杆细胞和视锥细胞。视杆细胞对光的敏感性高，能在昏暗的环境中感受光刺激而引起视觉，但视物无色觉而只能区别明暗；视锥细胞对光的敏感性差，但视物时可辨别颜色，且可清晰分辨物体表面的细节和轮廓。二者协同作用，使大脑可以分辨出视网膜物像的不同亮度和色泽，因而可以看清视野内发光物体或反光物质的轮廓、形状、颜色、大小、远近和表面细节等。

（二）学前儿童眼的特点

1. 眼球前后径短，呈生理性远视

新生儿出生时眼轴（前后径）平均为18.7毫米，眼球呈扁球形；3岁前眼轴快速生长，至3岁时达到23毫米左右，之后增长缓慢；在14～15岁基本长至成人水平，约24毫米。学前儿童在视觉功能上表现为生理性远视，一般而言，此种远视随着年龄的增长，前后径增长而被矫正。

学前儿童眼的保健要点

2. 晶状体弹性较大

学前儿童晶状体透明度高、弹性好，调节能力强，因此能看清很近的物体。如果养成近距离看物的习惯，会使晶状体长时间处于紧张状态，会使睫状肌过度紧张而疲劳，致使晶状体变凸，形成近视。

3. 视神经发育的敏感期

学前期是视觉发育的敏感期，良好的用眼习惯和合理的营养能让孩子拥有一双美丽健康的眼睛，否则会带来各种视力问题，如弱视、斜视、眼干燥症、夜盲症等。

（三）学前儿童眼的保健要点

1. 培养良好的用眼习惯

阅读、画画要有正确的姿势和适宜的眼距。不在光线过强或过暗的地方阅读、画画。不躺着看书、不在走路或乘车时看书，身体活动可导致书与眼睛的距离经常变化，极易造成视觉疲劳。集中用眼一段时间后应远望或去户外活动，以消除眼睛的疲劳。看电视、玩电子游戏要有节制，要限制看电视的时间。例如，2岁以内的儿童不建议观看或使用电子屏幕，而2岁以上的儿童每天观看或使用电子屏幕时间累计不超过1小时，每次不超过20分钟；小班幼儿每次不宜超过半个小时。

2. 提供良好的环境条件

学习环境的采光和照明要科学。活动室窗户大小适中，使自然光充足。室内墙壁、桌椅、家具等宜用浅色，反光较好。自然光不足时，宜用白炽灯照明。桌椅高矮适当并定期调换座位。图书字体要大，字迹、图案要清晰。教具大小适中，颜色鲜艳。

3. 定期检查视力

要定期给学前儿童检查视力，以便发现视力异常，及时矫治。在日常生活中，教师和家长要注意观察学前儿童的行为，及时发现其视力异常的表现，如两眼"黑眼珠"不对称；经常眨眼、皱眉、眯眼；眼睛发红或常流泪；看东西经常偏着头；经常混淆形状相似的图形；看图片只喜欢大的；手眼协调差等。

4. 注意用眼的安全和卫生

教育学前儿童不要揉眼睛，毛巾、手绢要专用，用流动的水洗手、洗脸，以防沙眼、结膜炎；加强安全教育，教育学前儿童不玩可能伤害眼睛的危险品，如竹签、弹弓、小刀等，不燃放鞭炮、不玩沙子，预防眼外伤。

5. 发展辨色能力

组织学前儿童进行辨认颜色的活动，使学前儿童学会区别近似的颜色并说出名称。多提供颜色鲜艳、多彩的玩具和教具，使学前儿童的色觉得到发展。

二、听觉器官——耳

（一）耳的结构和功能

耳（见图1-20）由外耳、中耳和内耳组成。外耳收集声音，中耳传导声音，内耳感受和辨别声音。

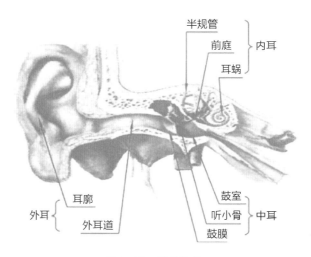

图 1-20　耳的结构

1. 外耳

外耳包括耳廓和外耳道。耳廓主要由软骨和皮肤构成，能收集声音、定位和扩大声音。外耳道内有耳毛、皮脂腺和耵聍腺，分泌物叫耵聍，具有保护外耳道皮肤、黏附灰尘、小虫等异物的作用。

2. 中耳

中耳包括鼓膜、三块听小骨和鼓室。鼓膜是外耳和中耳的分界，是一层厚约0.1毫米的薄膜，容易受到损伤。听小骨外接鼓膜，内连内耳。声音振动鼓膜，鼓膜将声音传导到听小骨，三块听小骨将声音传导到内耳。中耳内有一个相对封闭的腔，称为鼓室，只通过一个开口与外界大气压保持平衡。这个开口就是咽鼓管，咽鼓管会在吞咽、打呵欠时开放管口，使鼓室内的气压与外界气压保持一致，以保证鼓膜的正常振动。学前儿童的咽鼓管短、平直，上呼吸道感染易经咽鼓管蔓延至中耳，引起中耳炎。

3. 内耳

内耳由前庭、半规管和耳蜗组成。前庭、半规管内有位觉感受器，人体运动时，特别是头部位置改变时，位觉感受器将刺激传到大脑，形成位觉，通过反射来维持身体的平衡。在耳蜗内有听觉感受器与听神经末梢相连。耳蜗感受声波的刺激，感受声音后，将神经冲动传入大脑听觉中枢，产生听觉。

（二）学前儿童耳朵的特点

耳廓皮下组织少，血液循环差，易生冻疮。外耳道较狭窄，外耳道壁尚未完全骨化。咽鼓管比成人的短、粗，位置平直，管径较粗。当鼻、咽等处感染时，病菌易侵入中耳，引起中耳炎。耳蜗的感受性比成人强，对声音比较敏感，对噪音也更敏感。当声音达到 60 分贝时，就会影响学前儿童的呼吸和睡眠。

（三）学前儿童耳的保健要点

1. 不要用锐利的工具挖耳朵

学前儿童正处在生长发育期，皮肤比较嫩，经常挖耳朵或用锐器挖耳朵可能会划破外耳道皮肤和鼓膜，引起外耳道感染，影响听力。一般情况下，耵聍会自动脱落。如果耵聍较多，发生栓塞，可请医生取出。

2. 预防中耳炎

要注意预防鼻咽部感染，一旦感冒、扁桃体发炎等要及时治疗；教会学前儿童正确擤鼻涕的方法（先捂一侧鼻孔，再轻擤另一侧），以免鼻腔分泌物经咽鼓管进入中耳，引起中耳炎；防止污水进入外耳道。

3. 避免噪声污染

与学前儿童说话声音要适中，不要大喊大叫，家电的音量也不要开得太大。教育学前儿童要保护好听力，听到过大的声音要张嘴、捂耳，防止强音震破鼓膜，影响听力。对于学前儿童来说，正常的教学区声音在 50 ～ 55 分贝，为学前儿童所选择的发响玩具的音响最大限度不能超过 70 分贝。

4. 注意用药卫生

一些药物会损害听神经，引起药物性耳聋。这些药物称为耳毒性药物，如庆大霉素、链霉素、新霉素等。学前儿童应避免使用耳毒性药物。

5. 发展听力

可适当安排一些有利于听力发展的活动，如欣赏音乐、聆听动物叫声、风声、雨声等，对听觉分化很有好处。

拓展阅读

如何保护听力

据世卫组织 2021 年的《世界听力报告》，全球约 20% 人口，即 15 亿人有听力损失，其中 4.3 亿人听力较好的耳朵有中度以上程度的听力损失。到 2050 年，预计近 25 亿人患有听力损失。

儿童尤其是新生儿首先要加强听力的早期筛查，每年的新生儿中都有诊断出部分先天性耳聋患者，通过早期筛查可以使患者尽早接受干预治疗。请家长早发现、早治疗、早训练是帮助先天性耳聋患儿重建听力希望、回归社会、适应社会的三大关键步骤。学龄前及学龄期儿童要及时关注耳部健康，对中耳炎早发现早治疗，可避免患儿听力进一步损害。

中青年群体由于工作和家庭的双重压力，容易紧张焦虑，工作劳累和熬夜等更容易引发耳部疾病，因此要学会调节与放松身心，同时要预防患上一些基础病，提高自身免疫功能。当生活中出现交谈时不自觉提高音量，或者需要对方提高音量等症状时，都可能是耳聋的征兆，需要及时就医及早干预。尤其以突发性耳聋为例，越早发现，越能得到有效治疗。超过 1 个月再就医，听力恢复的可能性很小。

老年人随着年龄的增加，听力也逐渐衰退。由于耳聋，很多老年人变得不愿与人交往，而正是由于缺乏沟通，使得他们的性格变得急躁或者孤僻，影响老年人身心健康。若经过治疗后如听力恢复状况欠佳，应考虑佩戴助听器或将助听器植入耳蜗。注意，要正确认识助听器，大家对于助听器的佩戴仍有较多误区，如戴助听器代表残疾，助听器越戴越聋等。在国外，老年人佩戴助听器如同佩戴老花镜一样稀疏平常。其实，助听器作为听力辅助设备，其工作原理是微型的电声放大装置，并不会加重听力损失，而助听器的佩戴却能让听损人群尤其是老年人重新回归社交，避免老年人焦虑、抑郁和认知能力的下降，提高生活质量。

如何保护我们的听力？

1. 避免长时间接触噪音。长时间暴露于高强度的噪音环境会对人体产生不可逆转的损伤，尤其是对耳朵的伤害最大。因此，为了保护听力，我们应该尽量避免长时间接触噪音。在工作和生活中，我们可以采取一些措施来降低噪音的影响，如佩戴耳塞或耳罩，或者减少噪音的产生，如减少机器的使用或降低音量等。

2. 减少耳机使用时间，严格遵循"60—60"原则。所谓"60—60"原则是指一种国际公认的保护听力的方法，即使用耳机时，音量一般不要超过最大音量的60%，能调至更低最好；连续使用耳机的时间则不宜超过60分钟。成人每天戴耳机不要超过3～4小时，未成年人不超过2小时，并且每次佩戴耳机30～40分钟后，就要让耳朵得到充分休息。

3. 定期检查听力。定期进行听力检查是预防听力问题的重要措施。听力检查可以帮助人们及早发现听力问题，及时采取措施进行治疗。一般建议每年进行一次听力检查。对于一些暴露于高噪音职业环境的人群，或有家族遗传史的人群，建议加强听力检查的频率。

4. 避免使用尖锐物品清理耳朵。清理耳朵时应使用安全和正确的方法。不要使用尖锐物品清理耳朵，否则会损伤耳朵和耳道。我们可以使用一些专门的耳道清洁液或者耳棒等清洁耳朵，但在使用时应该遵循正确的方法和注意事项。如果您不确定如何清洁耳朵，请到医院就诊并咨询医生。

5. 谨慎使用药物。一些药物会对听力产生不良影响，如一些耳毒性药物，包括氨基糖苷类药物、抗肿瘤药、抗结核病药等。在使用这些药物时，应该遵循医生的建议，并严格遵守剂量和使用时长。如果出现听力下降等不适症状，应该及时联系医生，停止使用该药物。

6. 坚持健康生活方式。积极参加体育锻炼，注意三低一高饮食（低脂、低盐、低糖、高纤维素食品），多吃富含维生素、无机盐和抗氧化剂的食物，如蔬菜、水果、鱼类等，保持充足的睡眠。同时，戒烟限酒也是保护听力的重要措施。

7. 注重心理调节。情绪起伏过大可引起全身毛细血管的痉挛、收缩，造成内耳听血管血流的严重减慢，发生微循环障碍，从而使内耳听神经缺氧，导致突发性耳聋。所以，要尽量使自己保持轻松愉快的良好心境，学会有效地放松和调节情绪，减少不必要的压力和紧张。

8. 避免高气压对耳朵的影响。例如，参加潜水、游泳、跳水等运动时，应注意不要让耳朵先接触水面；遇到燃放鞭炮时，应距现场3米以外或用手捂住耳朵；不能用手掌击人耳部等。

笔记栏

三、鼻、舌

（一）鼻

鼻是嗅觉器官。在鼻腔上部的黏膜里有嗅觉感受器，可以感受气味的刺激，产生兴奋，由嗅觉神经传入大脑皮层的嗅觉中枢，产生嗅觉。

（二）舌

舌是味觉器官。味觉与嗅觉密切相关。味觉感受器主要是味蕾，它分布在舌的表面和舌乳头中，特别是舌尖和舌两侧。味蕾能感受可溶性化学物质的刺激，产生的神经兴奋经传入神经的传递，使大脑皮层的味觉中枢产生味觉。

舌能辨别酸、甜、苦、咸四种基本味道。对甜味最敏感的是舌尖，对苦味最敏感的是舌根，对酸味最敏感的是舌两侧，对咸味最敏感的是舌尖和舌两侧。味觉对保证机体的营养和维持内环境的稳定起着重要的作用。

（三）学前儿童鼻、舌的保健要点

注意用鼻卫生。鼻腔内部能够分泌黏液，帮助阻挡吸入的灰尘；为学前儿童清洁鼻孔要注意卫生、安全，要用干净的棉签进行清洁；不要让学前儿童用脏手抠鼻。学前儿童对各种气味的辨别能力较差，应通过各种活动引导学前儿童辨别各种物质所散发出来的气味，促进嗅觉的发展。教学前儿童闻花香的正确方法，即不要用鼻子凑近用力吸，应当离花有一段距离，用手送花香。教学前儿童辨别变质食物可以保护学前儿童，以防食物中毒。

学前儿童出生后已能辨别酸、甜、苦、咸。在准备学前儿童膳食时，应当注意供给多种味道的食物，避免学前儿童因不喜欢某种味道而发生挑食、偏食的情况。学前儿童的饮食要注意温度，以防舌头被烫伤，影响味觉和食欲。

学前儿童由于年龄小，缺乏知识和经验，所以，应引导他们观察周围事物，充分利用他们的感觉器官，让他们多看看、多听听、多摸摸、多闻闻、多尝尝，让学前儿童从实践中去感知周围的事物，促使感觉器官的发育和功能的完善。

四、皮肤

（一）皮肤的组成与功能

1. 皮肤的组成

皮肤覆盖在人体表面，是人体的第一道屏障，也是人体最大的感觉器官。皮肤由表皮、真皮、皮下组织以及皮肤的附属物组成。皮肤的组成如图 1-21 所示。

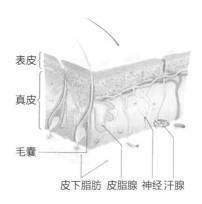

图 1-21　皮肤的组成

表皮是皮肤最外面的一层，平均厚度为 0.2 毫米，从外向里可分为角质层、生发层等。角质层由数层角化细胞组成，含有角蛋白。角蛋白能抵抗摩擦，防止体液外渗和化学物质内侵，并维持皮肤的柔润。表皮内层为生发层（基底层），其细胞有很强的增生能力。生发层内有黑色素细胞，能产生黑色素，决定着皮肤颜色的深浅。

真皮比表皮厚，真皮里含有丰富的血管、淋巴管和神经。因此，当损伤至真皮时，就会有疼痛感并伴有出血现象，不及时处理易受感染。感染如果仅限于表皮层，不会留下疤痕，一旦感染深入到真皮则可能会留下疤痕。

皮下组织由疏松的结缔组织和脂肪细胞构成。皮下组织的厚薄依年龄、性别、部位及营养状况而异。它有防止散热、储备能量和抵御外来机械性冲击的功能。

皮肤的附属物包括汗腺、皮脂腺、毛发和指（趾）甲等。汗腺可以分泌汗液，调节体温；皮脂腺分泌皮脂液，润滑皮肤和毛发，防止皮肤干燥。青春期皮脂腺分泌会更加旺盛，有的人出现青春痘。

2. 皮肤的功能

（1）保护功能。皮肤覆盖于人体表面，把人体内部环境和外界环境分开。皮肤能够防止体内的水分、无机盐等物质的流失，同时阻挡来自外界的各种伤害，从而保护人体内环境的稳定。表皮最外层的角质层能够阻挡微生物入侵，抵御一些损伤；表皮内层有黑色素层，能吸收阳光中的紫外线，防止人体内受到紫外线伤害。皮下组织由脂肪组成，脂肪能和真皮层一起缓冲外界的挤压和冲击，保护内脏器官。

（2）感觉功能。皮肤中分布着丰富的神经末梢，可分别感受温度觉、痛觉、触觉、压觉等。温度觉可以帮助我们防烫伤、冻伤。痛觉告知我们快要或者已经受到伤害。触觉可以让我们感知外界世界，了解物质的形状、属性等。指腹是触觉最灵敏的地方。

（3）调节体温。皮肤在感受外界温度的同时，也能调节人体体温。当外界温度过高时，皮肤会通过流汗、张开毛孔等方式散热；当感觉寒冷时，毛孔会缩小，以减少散热。皮下脂肪也能起到保暖的功能。

（4）吸收功能。皮肤能够选择性地吸收外界的一些物质，如水分、水溶性物质、脂类等。护肤品和外用药涂抹后会透过皮肤被吸收。如果护肤品原料中含有重金属的话，长期使用会对人体造成严重伤害。因此，涂抹于皮肤上的物质，要慎重选用。

（5）分泌功能。皮肤能够分泌汗液和皮脂。汗液中含有大量的水分，以及少量无机盐和尿素等代谢产物。汗液能够清洁皮肤，帮助散热。

（6）代谢功能。人体皮下有一类胆固醇，经过紫外线照射能够转化为维生素 D，帮助钙、磷的吸收，预防佝偻病。

（二）学前儿童皮肤的特点

1. 皮肤保护功能较差

学前儿童皮肤柔嫩，容易受损。受损后，不注意清洁，就会感染。皮肤中黑色素少，不能有效抵抗紫外线。另外，学前儿童的皮下脂肪薄，对于外力冲击的承受力差，容易导致皮肤破损。

2. 皮肤调节体温的能力较差

学前儿童皮下血管多，皮下脂肪薄，散热速度快，当外界气温较低时，容易受凉，所以冬季户外运动时，不能轻易脱衣服。学前儿童的汗腺发育尚未完善，外界温度过高时，排出热量能力有限，因此在夏季，学前儿童易因散热不良、体温高而中暑。

3. 皮肤渗透吸收能力强

学前儿童的皮肤较成人薄，皮肤下血管丰富，表皮上的物质容易透过表皮进入血管。汞、铅、大量的酒精等对人体有毒害的物质也容易进入学前儿童体内，危害他们的健康。

（三）学前儿童皮肤的保健要点

1. 保持皮肤的清洁卫生

教育学前儿童养成爱清洁的习惯，要经常给其洗手、洗脸、洗头、洗脚、洗澡，及时更换、清洗衣物。夏季注意防暑降温，对易长痱子的学前儿童，清洁皮肤后要使用适量痱子粉。冬季洗脸、洗手后要涂抹儿童用护肤品，以保护皮肤。被褥要保持清洁卫生，勤洗晒。易出汗的学前儿童在活动前、睡前可在背后垫上干毛巾，保持皮肤干燥。及时修剪指甲，避免指甲中隐藏细菌；保持指甲边缘光滑圆润，防止指甲伤己、伤人。

学前儿童皮肤的保健要点

2. 防止皮肤的意外损伤

皮肤是人体的第一道防线，如果出现破损，外界的异物、细菌等容易乘虚而入。皮肤受损后，如不正确处理，易留下疤痕或永久损伤，使学前儿童的身心受到伤害。因此，在一日活动中尽量避免学前儿童发生摔伤、划伤、刺伤、烫伤、烧伤、冻伤等意外伤害。注意各方面的活动安全，如日常活动的玩具、服装等物品不宜有尖角、缺口，烫手的食物不出现在学前儿童活动的场所等。受伤后，及时正确处理，注意伤口清洁，避免发生感染；伤口结痂时，教育学前儿童不要用手抠挖，以免愈合时间推迟，且易留疤痕。夏季户外活动要避开阳光强烈的时段，防止学前儿童晒伤、中暑；并涂抹蚊不叮、花露水等，以防蚊虫叮咬。

3. 注意适宜的衣着

学前儿童的内衣面料应当选用纯棉制品，穿着舒适，对皮肤刺激小。夏季，宜穿吸汗、透气性能好的衣物，注意松紧适度，不阻碍毛孔透气。气温变化时及时增减衣服，冬季注意保暖。另外，学前儿童的护肤品、化妆品最好选用温和、天然、无刺激、保质期内的产品，不宜为学前儿童打耳洞、烫发。

4. 进行"三浴锻炼"

皮肤调节体温的能力能够在冷热刺激中进行锻炼。所以，应当科学、合理、及时地利用阳光、空气和水这三种自然条件，进行"三浴锻炼"。户外活动、嬉水、冷水洗脸、开窗通风等都能增强皮肤对冷热刺激的适应，提高身体的免疫力。

 拓展阅读

三浴锻炼

"三浴锻炼"即日光浴、空气浴和水浴。"三浴锻炼"可以提高宝宝神经和心血管系统反应的灵敏度，增强体温调节功能，以适应气温变化，增强对冷热的适应性，提高宝宝的免疫力，增强抵抗感冒、中暑等常见疾病的能力，增强体质，促进生长发育。

日光中的紫外线能使人体皮肤制造维生素 D3，预防小儿佝偻病。紫外线不仅有杀菌消毒作用，还有刺激人体造血、促进人体血液循环的功效。空气浴是利用空气的温度、湿度、气流、气压等物理因素对人体进行锻炼。寒冷的空气可增强人体体温调节的能力，提高对寒冷刺激的耐受力。水浴是一种利用身体表面和水的温差来锻炼身体的锻炼方法。冷水刺激可以提高神经系统的兴奋性，增强各器官的活动，从而提高人体对寒冷的适应能力。"三浴"锻炼要结合日常、护理、游戏和体育活动进行。

1. 日光浴

宝宝在满月以后，每天应安排一定的时间到户外晒太阳。户外活动时应避开紫外线过强的时段，在阳光较柔和时进行。晒太阳时尽量让宝宝少穿衣服，让其身体大部分直接接触阳光。夏季户外晒太阳时要避免太阳光直射头部，可戴上草帽或白布帽。按背部、两侧、胸腹部的顺序，从每部位 30 秒增加为 1 分钟，日光浴时间 25 ~ 30 分 / 天。

2. 空气浴

一年四季均可进行。宝宝出生后应尽早开始进行户外活动，最好到人少、空气新鲜的地方。户外活动的时间由每日 1 ~ 2 次、每次 10 ~ 15 分钟，逐渐延长到 1 ~ 2 小时。活动时仅暴露面部、手部，注意保护眼睛和身体保暖。

3. 水浴

水浴锻炼形式多种，如擦浴、冲洗、淋浴等。这种锻炼主要是利用水的寒冷刺激，使身体产生一种耐寒能力。冷水浴应该从夏季开始，水温在 22 ~ 24℃。可用冷水帮宝宝洗脸、泡脚数秒至数分钟，冷水浴要循序渐进。

知识巩固与活动提升

知识巩固

一、真题链接

1. 为保护幼儿脊柱，成人应该（　　）。（2018 年下半年幼儿教师资格证《保教知识与能力》真题）

A. 推荐幼儿用单肩背包
B. 鼓励幼儿睡硬床
C. 组织幼儿从高处往水泥地上跳
D. 要求幼儿长时间抬头挺胸站立

2.（单选）教师在组织中班幼儿歌唱活动时，合理的做法是（　　）。（2018 年上半年幼儿教师资格证《保教知识与能力》真题）

A. 要求幼儿用胸腹式联合呼吸法唱歌
B. 鼓励幼儿用最响亮的声音唱歌
C. 鼓励幼儿唱八度以上音域的歌曲
D. 要求幼儿用自然的声音唱歌

3.（单选）保护幼儿听觉器官的正确做法是（　　）。（2021 年上半年幼儿教师资格证《保教知识与能力》真题）

A. 引导幼儿遇到噪音时捂耳、张嘴
B. 经常帮助幼儿掏耳朵、去耳屎
C. 要求幼儿捏住鼻翼两侧擤鼻涕
D. 经常让幼儿用耳机听音乐、故事

4.（简答）从图 1 可以看出儿童神经系统发育有什么规律？（2022 年上半年幼儿教师资格证《保教知识与能力》真题）

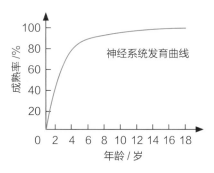

图 1　儿童神经系统发育曲线图

5.（结构化面试）幼儿园性教育，教师认为没必要，跳过这个课程不讲，你怎么看？（2022 年上半年幼儿教师资格证结构化面试真题）

二、复习与思考

1. 简述人体生命活动的基本特征和生理调节功能。
2. 简述学前儿童的睡眠时间特点。
3. 简述生长激素对学前儿童的影响。
4. 简述如何应对学前儿童的排尿异常。
5. 简述如何防止学前儿童皮肤的意外伤害。

项目 1 知识巩固
参考答案

活动提升

活动名称：

人体系列模型观摩。

活动目标：

借助人体系列模型，加深对学前儿童生理结构特点的感性认识，进一步提升对学前儿童进行卫生与保健的意识与能力。

活动准备：

人体躯干模型、呼吸系统模型、骨骼模型、眼球解剖模型、耳解剖模型（或结构图）等若干。

活动过程：

（1）以小组为单位依次观摩各模型（或结构图），以获得直观的体验。

（2）结合所学知识，在观摩某一模型过程中轮流进行操作，或通过指示、问答等形式描述模型（或结构图）中的系统结构组成、重要器官及功能等要点。

（3）在观摩某一模型后，讨论学前儿童各系统或主要感觉器官的保健要点。

活动总结：

结合教师指导，各小组进行小结，各成员总结并提交活动报告（参看附录）。

活动延伸：

到托幼园所观察保教人员对学前儿童的卫生与保健，举例说明哪些内容顺应了学前儿童的生理特点，顺应哪些生理特点。

注：本项目学习结束后，填写"项目学习评价表"（参看附录），并提交给教师。

|项目2|学前儿童生长发育特点认知及测量评价

传承与发展

儿童生长标准

我国从 1975 年开始，每 10 年在中国九大城市进行一次 7 岁以下儿童体格发育调查。通过调查，一方面可以了解我国儿童生长发育的状况及变化趋势，同时也获得生长参照数值用来评估我国儿童生长发育的水平。最新一次的调查是在 2015 年进行。近年来，中国儿童的生长发育水平得到了极大的提高，儿童的生长水平已经达到甚至超过世界卫生组织制定的 5 岁以下标准。但世界卫生组织的标准是在综合考虑人种、环境等因素后制定的，并不完全适合国人。

2022 年 9 月 19 日，国家卫生健康委发布了推荐性卫生行业标准《7 岁以下儿童生长标准》，编号为 WS/T 423—2022，于 2023 年 3 月 1 日起实施。本标准代替 WS/T 423—2013《5 岁以下儿童生长状况判定》。本标准适用于 7 岁以下儿童生长水平与营养状况的群体评价及个体评价。

但需要注意的是，标准不是万能的，它只是为我们更好地了解学前儿童的生长发育状况提供了一把"尺子"，在使用时还需要正确解读、科学使用。

学习目标

1. 了解学前儿童生长发育的整体过程。
2. 理解学前儿童生长发育的一般规律。
3. 了解学前儿童生长发育的影响因素。
4. 能对学前儿童的生长发育进行基本的测量与评价。
5. 具备正确的儿童生长发育观念，关注、关心学前儿童的生长发育状况。

思维导图

学前儿童生长发育
特点认知及测量评价
├─ 学前儿童生长发育
│ 过程及规律认知
│ ├─ 学前儿童生长发育的过程
│ └─ 学前儿童生长发育的一般规律
├─ 学前儿童生长发育
│ 的影响因素认知
│ ├─ 遗传因素
│ └─ 环境因素
└─ 学前儿童生长发育
   的测量与评价
   ├─ 学前儿童生长发育的测量
   └─ 学前儿童生长发育的评价

Ⓒ 任务1　学前儿童生长发育过程及规律认知

🔲 情景导入

　　文文即将从幼儿园升入小学，和很多同龄幼儿一样，她特别喜欢和家人看自己从小到大的照片和视频，"我生下来是那个样子，哈哈""这是我刚会走""这是小班学的手指操吧"……爸爸、妈妈见证了她从出生到现在的每一步。爸爸、妈妈都不禁感叹：6年多的养育，再回头感觉就像一瞬间，孩子长得可真快。

　　思考：学前儿童生长发育的过程是什么？学前儿童生长发育有怎样的规律呢？

✅ 知识精编

一、学前儿童生长发育的过程

　　学前儿童的生长发育是一个循序渐进的动态过程，但在不同年龄阶段的生理和心理方面表现不同。根据学前儿童的平均生长发育水平，学前儿童的生长发育要经历胎儿期、新生儿期、婴儿期、幼儿前期、学龄前期五个阶段。

（一）胎儿期

　　从受精卵形成直至分娩断脐，属于胎儿期。胎龄从孕妇末次月经的第一天算起为40周，280天，以4周为一个妊娠月，即"怀胎十月"。此时胎儿完全依赖母体生存，组织器官正在形成，母体的身体和生活状况对胎儿健康影响较大。

（二）新生儿期

　　从出生后脐带结扎开始，到出生后满28天，称为新生儿期。此时新生儿从胎内依赖母体生活转到胎外独立生活，全身各系统功能从不成熟转变到初建和巩固。

新生儿的护理

（三）婴儿期

　　从出生后至满1周岁为婴儿期，又称乳儿期。出生后一年是生长发育最迅速的时期，身高增长约50%，体重增加约2倍，脑发育也很快。

（四）幼儿前期

　　1周岁后到满3周岁之前为幼儿前期（也有的称为先学前期）。此期发育速度较前缓慢，尤其是体格发育方面。此期前囟门闭合，乳牙出齐。神经系统发育开始减慢，脑的体积已经达到成人的80%。活动范围渐广，接触周围事物较多，智能发育较前突出，语言、思维和应变的能力增强。

（五）学龄前期

从 3 周岁到入小学前（6 ～ 7 岁）为学龄前期。此期儿童体格发育速度又减慢，到达稳步增长阶段，而智能发育更趋完善，求知欲强，能做较复杂的动作，平衡能力已经开始形成，语言和思维能力进一步发展。

二、学前儿童生长发育的一般规律

学前儿童的生长发育速度和顺序都是遵循一定规律进行的。生长发育是一个连续的过程，但并非等速进行，具有阶段性。一般体格生长，年龄越小，增长越快。出生后 6 个月内生长最快，1 周岁后基本稳步成长，至青春期又迅速加快。

（一）生长发育是一个连续、有阶段的过程

从出生到青春期结束，生长发育在连续不断地进行。但是，生长不是匀速进行的，各年龄阶段生长发育有一定的特点。所谓阶段性是指每个发育阶段都有鲜明的特点，而连续性则是指前后发育阶段间规律地交替衔接。前一阶段为后一阶段奠定基础，后一阶段是前一阶段的必然趋势。

（二）生长发育的过程具有顺序性

生长发育遵循由上而下、由近而远、由粗糙到精细、由简单到复杂、由低级到高级的规律。例如出生后运动发育规律是先抬头、后抬胸，再会坐、立、行走，这是由上到下；先会挥动手臂，然后才会做手指的运动，这是由近而远的规律；先会抓东西，然后才会用拇指和食指捏取东西，这是由粗糙到精细；先会发单音，后是词组、句子，这是由简单到复杂；先会看、听、感觉事物，认识事物，再发展到有记忆、思维、分析和判断，这是由低级到高级。

（三）生长发育具有个体差异

由于遗传、环境等因素的影响，每个学前儿童的生长轨迹不完全相同。即使是同卵双胎，也会存在差异。比如两个双生姐妹即使长得一模一样，其身高、体重也不会完全一样，而且可能在生长过程中，她们或许一直是一个快于另一个，也许一个快、另一个慢，然后生长慢的逐渐赶上并最终超过原来生长快的。这就是个体差异。

（四）生长发育的速度呈波浪式

生长发育在学前儿童时期不断进行，但各年龄阶段生长发育的速度曲线并不是直线上升，而是波浪式上升。例如，体重和身长在出生后第 1 年，尤其在前 3 个月增加很快，出现出生后的第一个生长高峰；第 2 年以后生长速度逐渐减慢；至青春期生长速度又加快，出现第二个生长高峰。在这个过程中，头部增长了 1 倍，躯干增长了 2 倍，上肢增长了 3 倍，下肢增长了 4 倍。

（五）生长发育不均衡但统一协调

人体各系统的发育顺序遵循一定规律，有各自的生长特点。发育最早的是神经系统，脑在出生后 2 年内发育较快；淋巴系统在学前期生长迅速，于青春期前达高峰，此后逐渐降至成人水平；生殖系统发育较晚，在青春期后迅速发育；其他如心、肝、肾、肌肉等系统的增长基本与体格生长相平行。

任务 2 学前儿童生长发育的影响因素认知

情景导入

优优，今年 4 岁，上幼儿园中班。在幼儿园进餐时，当老师把饭盛好后，优优先是把饭用小勺翻来翻去，然后再铺平，吃米饭都是一粒一粒数着吃，不爱吃蔬菜等，挑食现象很严重。经与家长沟通得知，优优从生下来半岁起因为父母工作很忙，就一直在爷爷奶奶家，老人家也很宠爱这个小孙女，优优不爱吃饭，就喜欢吃小零食，爷爷奶奶也默许，任其自然发展。

思考：任优优挑食的做法是否会影响优优的生长发育？影响学前儿童生长发育的因素还有哪些？

知识精编

一、遗传因素

（一）遗传的概念

亲子之间及子代个体之间性状存在相似性，表明性状可以从亲代传递给子代，这种现象称为遗传。遗传和先天环境对生长发育的影响是肯定的。

（二）遗传因素的影响

遗传对学前儿童的生长发育起着决定性作用。遗传因素是影响学前儿童生长发育的重要内因之一，因为它在一定程度上决定学前儿童发育的可能范围，而外界环境条件决定学前儿童发育的速度及最后达到的水平。小儿生长发育的特征、潜力、趋向、限度等都受父母双方遗传因素的影响。种族、家族的遗传信息影响深远，如皮肤、头发颜色、面型特征、身材高矮、性成熟的迟早等；遗传性疾病无论是染色体畸变或代谢缺陷对生长发育均有显著影响。

二、环境因素

生长发育不是孤立自发的过程，环境因素决定生长发育的现实性。影响学前儿童生长发育的环境因素主要包括以下几个方面。

> 笔记栏

（一）营养

学前儿童正在生长发育期，活动能力和活动量均增大，热能消耗增多，其需要量仍相对高于成人。充足和调配合理的营养是学前儿童生长发育的物质基础，是保证学前儿童健康生长极为重要的因素。营养素缺乏或不合理的膳食不仅会影响发育，而且会导致各种营养缺乏症。

膳食搭配的原则主要包括：（1）食物应多样化、粗细粮搭配；（2）荤素搭配（乳、蛋、肉、豆、蔬菜等）；（3）合理烹调，保持色、香、味、卫生；（4）进食的量应与学前儿童的活动、体重相适应。

（二）疾病

任何急慢性疾病对学前儿童生长发育都能发生直接影响，影响程度决定于病变涉及的部位、病程的长短和疾病的严重程度。一般急性疾病对生长发育的影响是暂时的，尤其是在身体营养状况良好的情况下，可以很快恢复。但反复的呼吸道感染和腹泻等，如果治疗不当，往往会影响学前儿童的生长发育。长期性疾病如慢性感染、慢性肝炎、慢性肾炎、哮喘、心脏病、贫血等均可影响身高增长。此外，如染色体异常、内分泌疾病、骨和软骨发育障碍等重大疾病，都会引起身高明显低于同龄儿，医学上称为病理性矮小。因此，积极防治疾病，对生长期的学前儿童有十分重要的意义。通过早期诊断和治疗，一些疾病造成的生长损害是可以得到完全或部分恢复的。

（三）生活制度

合理的生活制度可以促进学前儿童的生长发育。合理安排有规律有节奏的生活制度，保证学前儿童有足够的户外活动、适当的学习时间、定时进餐，以及充分的睡眠，可以促进学前儿童的生长发育。因为在合理的生活制度下，包括大脑在内的身体各部分的活动和休息都能得到适宜的交替，加上及时补充营养保证能量代谢正常进行，有利于促进身体各部分机能的充分发挥。许多学前儿童在进入托幼园所后，由于生活有规律，作息有定时，饮食有节制，其身高、体重的增长以及动作发育的进展，往往比留在家里生活时显著。

户外活动能促进体内的新陈代谢，增加大脑氧的供应，同时能解除大脑持续性紧张的状态，使疲劳的脑细胞功能得到恢复。体育锻炼可以加快全身血液循环、改善肌肉和骨骼系统的营养。适量的锻炼可增加对骺板的刺激，加速骨细胞的增殖，从而促进骨骼的生长。此外，体育锻炼还能刺激脑垂体分泌生长激素，加快学前儿童的生长发育，促使学前儿童长高。从有关血液中生长激素浓度在1日内变动的研究结果得知，生长激素的浓度在夜间明显增高，内分泌系统所释放的生长激素要比白天多得多。因此安排学前儿童充足的睡眠是保证他们身体正常发育的必要条件。当然不能排除营养的作用，但生活制度的影响也是重要的。

（四）季节与气候因素

季节与气候因素对学前儿童的生长也有一定的影响。季节对生长发育的影响显著地体现在身高和体重等方面，一般在春季身高增长最快，秋季体重增长最快，炎热季节部分学前儿童的体重有所下降。全年体重的增加，在9～次年2月份里最多，增长量约为全年的2/3以上。身高增长最快的时候是在3～5月份，身高的增长量约为9～12月份增长量的2～2.5倍。

（五）环境污染

大气、水、土壤环境中存在的污染物会威胁学前儿童的身体健康，阻碍其生长发育。目前威胁学前儿童健康的哮喘、低出生体重等均与环境污染有关。与成人相比，学前儿童处于生长发育旺盛的阶段，其新陈代谢旺盛、组织器官娇嫩，使得他们更易受环境污染物的侵袭。环境污染对学前儿童生长发育的负面影响不容忽视。

任务3　学前儿童生长发育的测量与评价

情景导入

小佳平时吃饭正常，户外运动也相对规律，但妈妈看到园所里其他幼儿比小佳长得高、长得胖时，就忍不住地问老师"小佳身高、体重是不是不正常？"

思考：学前儿童生长发育的身高、体重等如何测量，日常如何简单进行评价呢？

知识精编

一、学前儿童生长发育的测量

（一）生长发育的形态指标

生长发育的形态指标是指身体及其各部分在形态上可测出的各种量度，包括长、宽、围度和重量等。其中，最重要和常用的形态指标为身高和体重。

1. 身高

身高（3岁以下称为身长）是指人体站立时从颅顶点至脚跟的垂直距离，表示全身生长的水平和速度。身高是人体纵向部分的长度，源于人体的纵向生长，受遗传因素和生活条件的影响较大。它是反映骨骼生长发育的重要指标，也是正确估计身体生长发育水平和速度的重要依据。

身高（身长）的测量：测量前，学前儿童需要脱去鞋袜和帽子。超过3岁，可以使用身高计测身高，并选择站立位进行测量。测量时，学前儿童身体自然挺直，足跟、臀部、两肩胛间三点紧靠身高尺，头正直，测量者向下滑动水平

笔记栏

压板，眼睛与压板呈水平位读数。3岁以下，用量床测身长，取仰卧位测量，使学前儿童卧于量床底板中线上；一人扶住其头部，使面部向上，两耳在一水平线上，颅顶接触头板；另一人位于其右侧，左手握住双膝，使腿伸直并紧贴量床的床板，右手移动足板，使足板接触两侧足跟；读取量床上的刻度。

2.体重

体重是指人体各组织、器官与体液重量的总和，在一定程度上反映学前儿童的骨骼、肌肉、皮下脂肪和内脏重量及其增长的综合情况，是评价学前儿童生长发育最重要的指标，和身高相结合可以评价学前儿童的营养状况和体型特点。足月的新生儿体重平均为3千克左右；头3个月增长最快，是出生时体重的2倍；满1岁时体重大约是出生时的3倍。

体重的测量：最好在早晨，学前儿童空腹和便后进行测量，测量时脱去鞋、袜、帽子和外衣，仅穿背心，或者称完减去厚衣服的重量。不满1岁的学前儿童采用卧位测量，1～3岁的学前儿童采用坐位测量，超过3岁的学前儿童采用站立位测量。

3.头围

头围是指经眉弓上方至枕后结节绕头一周的长度。头围反映头颅骨及脑的大小和发育状况，是衡量学前儿童生长发育的重要指标之一。学前儿童的头围发育情况可参考表2-1。

头围的测量：用软尺从头部右侧眉弓上方经枕骨最突出起处，从左侧眉弓上方回至起点。软尺紧贴头皮，左右对称，头发应上下分开。学前儿童头围若过大，则要考虑有无脑肿瘤、脑积水的可能；头围若过小，则可能是脑发育不良，如先天性小头畸形。

表 2-1　学前儿童的头围发育情况

年龄	新生儿	1岁	2岁	3岁	15岁
平均头围	34厘米	45厘米	47厘米	48厘米	54～58厘米

4.胸围

胸围指经过胸中点的胸部水平围度，说明了胸廓的容积及胸部骨骼、胸肌、背肌和脂肪层的发育情况，表明身体形态及呼吸器官的发育状况，也可反映体育锻炼的效果。

胸围的测量：3岁以下学前儿童取卧位测量，超过3岁学前儿童取站立位测量。测量时，学前儿童安静站立，两手自然下垂，双肩放松，呼吸均匀。测量者面对学前儿童，把软尺从后背肩胛骨下缘绕到胸前乳头的中心点。

5.坐高

坐高是指头顶点至坐骨结节的长度，即头顶点至左右两侧坐骨结节最下点所在平面的垂距。它与身高相比较能反映躯干和下肢的比例关系，坐高的增长反映脊柱和头部的增长。学前儿童出生时坐高约为33厘米，一般随着年龄的增加，坐高占比越来越降低。

坐高的测量：3岁以下学前儿童取卧位测顶臀长；3岁以上学前儿童取坐位测坐高。

（二）生长发育的生理功能指标

生理功能指标是指身体各系统、各器官在生理功能上可测出的各种量度。常用的生理功能指标主要有：骨骼肌肉指标、呼吸功能指标、心血管功能指标、生化指标、血红蛋白、铁和其他微量元素的含量及内分泌指标等。

二、学前儿童生长发育的评价

（一）发育等级评价法

发育等级评价法是指将个体的发育数值和作为标准的均值及标准差比较，以评价个体学前儿童发育状况的方法。其常用的评价指标是身高和体重。

五等级评价标准法是某项评价指标（如身高）以均值（$\bar{X}$）为基准值，以其标准差（SD）为离散距，将发育水平划分为5个等级，制定出五等级标准表，如表2-2所示。

表2-2　五等级发育评价

等级	标准	总体百分数/%
上等	$\bar{X}+2SD$ 以上	$\geq P_{97}$
中上等	$\bar{X}+SD$ 至 $\bar{X}+2SD$	$[P_{75}, P_{97})$
中等	$\bar{X}-SD$ 至 $\bar{X}+SD$	$[P_{25}, P_{75})$
中下等	$\bar{X}-2SD$ 至 $\bar{X}-SD$	$[P_{3}, P_{25})$
下等	低于 $\bar{X}-2SD$	$<P_{3}$

评价为中等、中上等、中下等的均为正常范围，大约95%的学前儿童均属此列；评价为上等、下等也不能一概肯定为异常，需定期连续观察并结合体格检查再作出结论。

五等级评价标准法的优点是简单易行，可直观地知道学前儿童发育水平的好坏。在集体学前儿童中，可看出不同发育水平的比例，并根据百分数的多少与其他集体单位相比较。缺点是只能评价单项指标，无法反映体格的匀称度，也不能对生长发育动态进行评价。

（二）发育曲线图评价法

发育曲线图评价法是根据某项发育的均值、均值加减一个标准差、均值加减二个标准差，分别标在坐标图上，绘出五条曲线，作为评定学前儿童生长发育标准。评价时，将学前儿童的发育指标实测值分别按年龄标在曲线图上，就能了解该儿童的生长发育水平。

　　发育曲线图评价法的优点是简单直观，使用方便，可追踪观察发育趋势和生长速度，可评价个体，也可比较群体。从曲线图可以看出学前儿童当时的生长发育水平，也可以看出学前儿童生长发育的趋势，并能算出生长速度，还可对多个学前儿童的发育水平进行横向比较。对生长发育曲线向下偏离的，应进一步调查影响其生长发育的因素，必要时进行治疗；对在曲线上下两端的，应结合家族、喂养、作息、疾病等因素及其他发育指标进行综合判断，必要时做骨龄检查，以尽早改善影响生长发育的各种环境因素。

（三）三项指标综合评价法

　　三项指标综合评价法是用年龄别身高、年龄别体重和身高别体重三项指标全面评价学前儿童的生长发育状况。这也是世界卫生组织（WHO）近年来推荐的一种国际通用的评价标准。将学前儿童的身高、体重的实测值分别与年龄别身高、年龄别体重、身高别体重的标准对照，将三项指标结合起来对其生长发育和营养状况进行综合评价。三项指标综合评价法的优点是可以对学前儿童的发育和营养状况作出客观、准确的判断。

知识巩固与活动提升

知识巩固

一、真题链接

1.（单选）人体各大系统中发育最早的是（　　）。（2019年上半年幼儿教师资格证《保教知识与能力》真题）

A. 淋巴系统　　　　B. 生殖系统　　　C. 神经系统　　　D. 消化系统

2.（单选）教师要根据幼儿园的个体差异进行教育。下列现象不属于幼儿个体差异表现的是（　　）。（2016年下半年幼儿教师资格证《保教知识与能力》真题）

A. 某幼儿往常吃饭很慢，今天为了得到教师的表扬，吃得很快

B. 有的幼儿吃饭快，有的幼儿吃饭慢

C. 某幼儿动手能力很强，但语言能力弱于同龄儿童

D. 男孩通常比女孩表现出更多的身体攻击行为

3.（单选）生活在不同环境中的同卵双胞胎的智商测试分数很接近，这说明（　　）。（2017年上半年幼儿教师资格证《保教知识与能力》真题）

A. 遗传和后天环境对儿童的影响是平行的

B. 后天环境对智商的影响较大

C. 遗传对智商的影响较大

D. 遗传和后天环境对智商的影响相当

4.（材料分析）小班张老师观察发现，小明和甘甘上楼时都没有借助扶手，而是双脚交替上楼梯；下楼时，小明扶着扶手双脚交替下楼梯，甘甘没有借助扶手，每段台阶都是一只脚先下，另一只脚跟上慢慢下。问题：（1）请从幼儿身心发展的角度，分析小班幼儿上下楼梯的动作发展特点。（2）分析两名幼儿表现差异及可能原因。（2019年下半年幼儿教师资格证《保教知识与能力》真题）

二、复习与思考

1. 简述学前儿童生长发育的一般规律。
2. 简述学前儿童生长发育的主要影响因素。
3. 简述学前儿童生长发育的形态指标和功能指标。
4. 简述学前儿童生长发育评价的主要方法及特点。

项目2知识巩固
参考答案

活动提升

活动名称：

学前儿童常见形态指标的测量与生长发育评价。

活动目标：

（1）通过动手进行测量操作，掌握学前儿童常见形态指标的测量方法。

（2）通过查阅资料，掌握学前儿童生长发育的主要评价方法。

活动准备：

（1）测量器材：婴儿（或娃娃模型，有外衣、袜子等着装）、婴儿秤（体重计）、量床（身高计）、塑料尺子或卷尺、坐高计。

（2）评价标准：《7岁以下儿童生长标准》。

活动过程：

（1）测量过程：①以小组为单位，认识形态指标的主要测量工具。②小组分工完成对婴儿（或娃娃模型）身长（身高）、体重、头围、胸围、坐高等形态指标的测量。③某一项形态指标测量结束后，小组内对测量过程中存在的问题进行沟通探讨，然后进入下一项形态指标的测量。

（2）评价过程：参考《7岁以下儿童生长标准》，结合学前儿童身高、体重、或头围等某一数据（或由小组成员模拟给出年龄和形态指标数据），查找学前儿童处于何种等级水平。

活动总结：

结合教师指导，各小组进行小结，各成员总结并提交活动报告（参看附录）。

活动延伸：

利用托幼园所见习机会对学前儿童进行常见形态指标的测量（或结合身边学前儿童的体检数据），对学前儿童的体格发育情况进行初步分析与评价。

注：本项目学习结束后，填写"项目学习评价表"（参看附录），并提交给教师。

模块二

MODULE 2

学前儿童卫生
保育知识

传承与发展

中国居民膳食指南

国家居民膳食指南是根据营养科学原则和当地百姓健康需要，结合当地食物生产供应情况及人群生活实践，由政府或权威机构研究并提出的食物选择和身体活动的指导意见。膳食指南作为国际组织和各国政府政策文件已经有很长的历史。国际上第一部膳食指南正式出台于1968年。

中国居民膳食指南经历了第一版《我国的膳食指南》（1989年发布）、第二版《中国居民膳食指南》（1997年发布）、第三版《中国居民膳食指南》（2007）、第四版《中国居民膳食指南》（2016）、第五版《中国居民膳食指南》（2022）。

第五版指南遴选了8条基本准则，作为2岁以上健康人群合理膳食的必须遵循原则。准则一：食物多样，合理搭配；准则二：吃动平衡，健康体重；准则三：多吃蔬果、奶类、全谷、大豆；准则四：适量吃鱼、禽、蛋、瘦肉；准则五：少盐少油，控糖限酒；准则六：规律进餐，足量饮水；准则七：会烹会选，会看标签；准则八：公筷分餐，杜绝浪费。本次新修订，强调了膳食模式、饮食卫生、三餐规律、饮水和食品选购、烹饪的实践能力。

学习目标

1. 掌握营养素的概念、生理功能及主要的食物来源。
2. 掌握学前儿童所需营养素及需要量，以及缺乏或过量时对学前儿童的影响。
3. 熟悉学前儿童膳食的特点，以及编制学前儿童食谱时应注意的问题。
4. 掌握托幼园所膳食配置的原则，了解托幼园所膳食卫生要求。
5. 能够运用营养学知识分析学前儿童膳食的合理性，并能提出合理建议。
6. 具备科学的营养与膳食观念，增强学前儿童营养与膳食卫生工作的责任心。

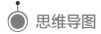 思维导图

学前儿童营养
与膳食管理

营养学基础认知
- 营养素
- 能量
- 六大营养素
- 学前儿童每日膳食能量和营养素的需要量

学前儿童膳食管理
- 膳食计划制订
- 膳食调查与评价

C 任务1　营养学基础认知

■ 情景导入

　　全家人高高兴兴地坐在餐桌旁准备吃饭。妈妈今天做了清蒸鲳鱼、冰糖肘子、炒苦瓜和紫菜汤。小勇坐上椅子一见冰糖肘子，就高兴地喊道："嘿，真棒！今天有我喜欢的冰糖肘子。"然后他马上动手将盛冰糖肘子的盘子拉到了自己面前，拿起筷子一心一意地向冰糖肘子"进攻"，妈妈劝小勇多吃一点苦瓜，说苦瓜清火，可是小勇对妈妈的话置若罔闻。爸爸将剔除刺的鱼肉放到小勇的碗中，也被小勇推到一边。看到小勇的样子，妈妈在一旁直摇头。

　　思考：学前儿童膳食结构有哪些特点？如何培养学前儿童的良好饮食习惯？

✔ 知识精编

一、营养素

（一）营养的含义

　　营养，从字面上看，"营"为经营、谋求，"养"为使身心得到滋补和休息。具体而言，"营养"是指机体摄取、消化、吸收和利用食物中对身体有益的物质以维持生命活动的整个过程，也可用来表示食物中营养素的含量或质量（也就是通常所说的某种食物有没有营养）。

（二）营养素的含义

　　营养素是指食物中所含的、能维持生命和健康并促进机体生长发育的化学物质。儿童与成人的区别是，儿童除了需要营养素来维持生命和一切生理活动及修补组织损耗以外，还需要营养素来保证生长发育。

（三）营养素的分类

　　人体所需的营养素有几十种，概括为六大类：蛋白质、脂类（脂肪）、碳水化合物（包括膳食纤维）、无机盐（矿物质）、维生素和水。

（四）营养素需要量和营养素供给量的含义

　　营养素需要量是指维持人体正常生理功能和劳动能力所需的各种营养素的最低数量，低于此量将对机体产生不利影响。营养素供给量是指为满足机体营养需要，每日必须由膳食提供的各种营养素量，是有关部门或专业机构在需要量的基础上考虑人群的安全、饮食习惯、食物生产、社会条件等因素而制定的适宜数值。营养素供给量一般是营养素需要量平均值加2个标准差（满足97.5%的人群的需要）。

二、能量

（一）能量的含义

能量也称为热能或热量。能量不是营养素，但人体的一切生命活动都需要能量。活动、劳动需要能量；在安静状态下，即使在睡眠中，维持心脏跳动、血液循环、肺呼吸等许多生理功能也需要能量。人体每时每刻都在消耗能量，这些能量是由食物中的产热营养素提供的。

如果膳食中能量供给不足，体内储存的糖原和脂肪将被氧化分解而导致机体消瘦、免疫力下降，容易感染慢性消耗性疾病；能量供给过多，多余的能量变成脂肪储存起来，天长日久，积少成多，会胖起来，使心、肝、肾负担加重，行动笨拙，甚至导致心理偏倚。

（二）学前儿童所需要的能量

营养学上把千卡（kcal）作为能量的单位。学前儿童所需能量包括以下几个方面。

1. 基础代谢

基础代谢是指在清醒与安静状态下，维持人体基本生命活动所需的最低能量。学前儿童基础代谢的需要量占总能量的50%～60%，1岁以内约为55千卡／（千克·天）；随年龄增长，需要量渐减，到7岁时约为44千卡／（千克·天）；到12～13岁时约为30千卡／（千克·天），和成人相差不多。小儿基础代谢与成人相比高10%～15%，这大多与该时期的生长发育较快有关。婴儿脑消耗的热能约占总基础代谢的60%，而成人仅占25%。

2. 食物特殊动力作用

食物特殊动力作用是指进食后，消化、吸收食物引起机体能量消耗的增加，也称食物热效应。在学前儿童期，这部分热量占总热量的7%～8%，而对混合膳食的年长儿童来说，仅占5%。

3. 动作所需

动作所需热量是指肌肉活动所需的热量。用于肌肉动作所需的热量极不一致，好动、多哭和肌肉发达的学前儿童比年龄相仿的、安静的学前儿童所需的热量高2～3倍。初生儿只啼哭、吸奶，需要的热量较少，以后能行走、会玩耍，需要的热量就增加。儿童在1岁以内需要的热量为15～20千卡／（千克·天），随着年龄的增长，需要量逐渐增加，到12～13岁时约为30千卡／（千克·天）。

4. 生长发育所需

这一部分能量消耗为小儿所特有，用以维持小儿的生长发育。如果食物提供的能量不能满足此项需要，生长发育就会停顿或迟缓。因此，它对学前儿童来说也是最重要的。1岁以内的婴儿生长发育最迅速，初生数月内的婴儿可高达

40 ～ 50 千卡 /（千克·天），1 岁时为 15 ～ 20 千卡 /（千克·天），以后逐渐降低，到青春期时又上升。

5. 排泄的消耗

每日摄入的食物不可能被完全吸收，总有一部分食物未经消化就被排出体外，摄取混合食物的正常学前儿童的此项能量损失不超过 10%。

6. 总需能量

上述五项所需能量的总和即为儿童的总需能量。随着年龄、体重及发育速度的差异，总需能量可能相差很多。一般常用的简单计算法为：1 岁以内婴儿每日所需热量按 110 千卡 / 千克计算，以后每 3 年减去 10 千卡，至 15 岁时为 60 千卡 / 千克左右，成人时为 30 千卡 / 千克左右。此为正常小儿所需热量的平均数，瘦小的小儿应相应增加，以维持小儿的正常生长发育。

三、六大营养素

（一）蛋白质

蛋白质是生命的物质基础，也是人体氮的唯一来源。人体所含的蛋白质总量约占体重的 16%。人体对蛋白质的需要量比较恒定，且蛋白质处于不断合成与分解的动态过程中。

1. 蛋白质的组成

氨基酸是构成蛋白质的基本单位，已知的氨基酸有 20 多种，分为必需氨基酸（人体不能自身合成或合成的速度不能满足机体需求，必须从食物中摄取的氨基酸）和非必需氨基酸（人体能够自行合成的氨基酸）。成人所必需的氨基酸有 8 种（赖氨酸、色氨酸、丙氨酸、甲硫氨酸、苏氨酸、异亮氨酸、亮氨酸、缬氨酸），对学前儿童来讲，其所必需的氨基酸共 9 种，较成人多了一种组氨酸。食物中的必需氨基酸越多，其组成比例越接近人体蛋白质必需氨基酸的比例，就越容易被人体利用。

2. 蛋白质的品质

蛋白质的品质是由必需氨基酸的种类是否齐全、比例是否恰当及消化率的高低决定的。蛋白质消化率指蛋白质在消化酶的作用下分解的程度，消化率越高，则被机体吸收利用的蛋白质数量越多，蛋白质的营养价值越高。例如，干炒的黄豆消化率不如煮烂的黄豆，煮烂的整粒黄豆又不如豆浆、豆腐等豆制品。一般情况下，动物性食物和豆类的蛋白质含量较高，所含的必需氨基酸种类齐全且比例适当，消化率高，其蛋白质的营养价值比其他植物蛋白高。

3. 蛋白质的分类

根据蛋白质中必需氨基酸的含量和相互间的比值，蛋白质可分为完全蛋白质、半完全蛋白质和不完全蛋白质三大类。

完全蛋白质是指所含必需氨基酸种类齐全、数量充足、比例适当的食物蛋白质，能够满足人体生长发育的需要，如奶类中的酪蛋白、乳白蛋白，蛋类中的卵黄磷蛋白、卵白蛋白，肉类中的肌蛋白、白蛋白和大豆中的大豆蛋白等。

半完全蛋白质是指所含必需氨基酸的种类基本齐全，但比例不够合理，如小麦中的麦胶蛋白等。若用此类蛋白质作为膳食蛋白质的唯一来源，则只能维持生命，不能促进生长发育。

不完全蛋白质是指所含的必需氨基酸种类不齐全的蛋白质。若用此类蛋白质作为膳食蛋白质的唯一来源，不但不能维持机体健康、促进生长发育，而且会使机体日渐消瘦。例如，玉米中的玉米胶蛋白缺少赖氨酸和色氨酸。

4. 蛋白质的互补作用

蛋白质的互补作用是指两种以上的食物蛋白质混合食用时，其所含的氨基酸之间取长补短、互相补充，从而提高食物蛋白质的营养价值。利用蛋白质的互补作用给学前儿童提供合适的混合膳食，能够在不增加膳食费用的情况下提高学前儿童摄入的蛋白质净利用率，促进学前儿童的生长发育。例如：大米中缺少赖氨酸，但富含色氨酸；豆类中缺少色氨酸，但富含赖氨酸。用大米和红小豆煮成的豆粥就能起到互补作用，比单独食用大米和红小豆的营养价值高。"腊八粥"不仅喝起来格外香甜，还能提高食物的整体营养价值；"素什锦"更是充分发挥了各种植物蛋白质的互补作用。

在食物搭配时应注意三个方面：（1）搭配食物种类越丰富越好，但要注意食物间的相克作用；（2）混合食品的生物属性越远越好，荤、素搭配可以取长补短；（3）食物搭配食用的时间越近越好，单个氨基酸吸收到休内在血液中停留的时间约为4个小时，然后到达各组织器官，再合成机体蛋白质，只有合成机体蛋白质所需的各种氨基酸同时到达，才能更好地发挥其互补优势。

几种食物混合食用前后蛋白质的生物学价值见表 3-1。

表 3-1　几种食物混合食用前后蛋白质的生物学价值

单位：克

食物名称	生物学价值	
	单独食用	混合食用
玉米	60	
小米	57	77
黄豆	64	
玉米	60	
小麦	67	70
黄豆	64	
豆腐	65	77
面筋	67	

续表　

食物名称	生物学价值	
	单独食用	混合食用
小麦	67	89
小米	57	
牛肉	69	
大豆	64	

5. 蛋白质的生理功能

（1）合成和修补人体组织。蛋白质是构成人体细胞的重要原材料。若不计水分，蛋白质占人体细胞重的45%，肌肉和神经细胞中所含蛋白质最多，可达肌肉和神经细胞重的80%。学前儿童在生长发育过程中，各组织器官的生长都需要蛋白质作为基础材料，体内蛋白质的更新需要不断补充蛋白质，组织的修补也需要蛋白质，所以需要的蛋白质较成人多。

（2）调节生理功能。蛋白质是抗体、激素、酶等物质的基本原料，这些物质可以调节人体的生理功能。蛋白质能促进某些无机盐和维生素的吸收和利用，维持体内酸碱平衡和水分正常分布，还能参与遗传信息的传递，运转体内各类重要物质。

（3）供给热能。蛋白质是三大产热营养素之一，人体每天所需热量有10%～15%来源于蛋白质。但提供热能不是蛋白质的主要生理功能，在其他产能营养素（脂肪和碳水化合物）摄入不足时，体内的蛋白质会被不经济地用作热能的主要供应者。蛋白质供应不足导致的营养缺乏症是"蛋白质—能量营养不良"。这种营养性疾病有两种：一是能量摄入基本满足，但蛋白质严重不足，主要表现为腹部、腿部水肿，身体虚弱，表情淡漠，生长停滞，头发变色、变脆、易脱落，易感染其他疾病；二是蛋白质和能量摄入都严重不足，主要表现为抵抗力低下，易感染疾病，严重时可导致死亡。当蛋白质摄入量长期超过该年龄儿童推荐摄入量时，可能导致肝肾功能异常；血液高性和继发的高张力性脱水；被动性钙丢失，以及骨质疏松。此外，高能量摄入也可能导致单纯性肥胖症的发生。

6. 蛋白质的食物来源

食物中蛋白质含量的多少，是衡量和评定一种食物蛋白质营养价值的基础。食物中的蛋白质有两类，一类是动物蛋白，来自鱼、肉、蛋、牛奶等；另一类是植物蛋白，来自豆类、大米、坚果、面粉等。黄豆中蛋白质的营养价值接近于肉类，且蛋白质含量高，属于优质蛋白质。学前儿童生长发育迅速，需要的蛋白质相对比成人多，从每日膳食中摄取的蛋白质最好有50%是优质蛋白。

各种食物中蛋白质的含量差异很大。例如，瘦猪肉中蛋白质占16.7%，鸡蛋中蛋白质占14.7%，稻米中蛋白质占8.3%，牛奶中蛋白质占3.3%，大白菜中蛋白质占1.1%。

（二）脂类

脂类是脂肪和类脂的总称。脂肪是甘油和脂肪酸的化合物，类脂是磷脂、糖脂、固醇等化合物的总称。脂类是一类极其复杂的化学物质，难溶于水而易溶于有机溶剂，是食物中产热最高的一种营养素。

1. 脂类的生理功能

（1）贮存并供给机体能量。脂肪是人体自身能量的主要贮存方式，是人体供热的"燃料库"。每克脂肪在体内产生的热量是每克蛋白质产生热量的2.25倍。脂肪产生的热量多，所占空间小，便于在皮下、腹腔等处储存。人在饥饿时首先消耗的是脂肪。

（2）保护机体。脂肪分布于人体的皮下、肠系膜及心、肾、肾上腺等器官的周围，犹如软垫一样，保护和固定着这些器官。同时，脂肪还构成体内的贮存脂肪，当机体需要时，可随时用于机体的代谢，还可以起到隔热保温、支持和保护内脏及关节的作用。

（3）构成人体组织细胞。细胞膜具有由磷脂、糖脂和胆固醇组成的类脂层。脑和外周神经组织中都含有磷脂和糖脂，这部分脂肪即使在饥饿时也不被动用，不能转化为能量，被称为恒定脂。固醇是体内合成固醇类激素的重要物质。

（4）促进脂溶性维生素的吸收。食物中的脂溶性维生素（维生素A、D、E、K）可溶于食物脂肪中，并随同脂肪在肠道中被吸收。

（5）提供必需的脂肪酸。脂肪由脂肪酸构成，脂肪酸根据其饱和度可分为饱和脂肪酸和不饱和脂肪酸。必需脂肪酸是人体必不可少且不能自行合成，必须从食物中摄取的不饱和脂肪酸，如亚油酸、麻油酸等。体内缺乏亚油酸可导致生长发育迟缓，损害发育中的中枢神经系统。必需脂肪酸为生长发育所必需，它是细胞的重要组成部分，以磷脂的形式参与细胞膜与线粒体的组成；与类脂质代谢有关，能促使胆固醇在体内运转，避免其在体内沉积；可以保持皮肤微血管的正常通透性，保护皮肤免遭射线照射而引起的损害。

2. 学前儿童脂肪的需要量

脂肪的每日供应量没有统一的规定，受饮食习惯、地域、季节、气候状况及脂肪供应来源等因素的影响。但脂肪摄入应适量，根据我国的膳食状况，一般认为我国学前儿童每日膳食中脂肪供给的热量应占每日总热量的30%～35%。

3. 脂肪的食物来源

膳食中脂肪的来源主要是各种植物油和动物脂肪。此外，各种食物中都含有不同量的脂肪和类脂。植物性食物中的油料作物（如大豆、花生等）含油量较丰富，动物性食物和坚果的脂肪含量都很高。

一般认为，植物油所含的必需脂肪酸量多，易被消化吸收，营养价值较高。动物脂肪中的奶油、鱼脂、鱼肝油不仅含有各种脂肪酸和多种维生素，而且颗粒小，易于消化。猪油、牛油、羊油等动物脂肪含饱和脂肪酸多，熔点高，不易消化，不含维生素，必需脂肪酸含量少，因此营养价值较低。在日常膳食中，植物油和动物脂肪应相互搭配食用。

（三）碳水化合物

碳水化合物又称糖类，是自然界中种类最多、分布最广的一类有机化合物，也是最经济、最易获得的能量来源。糖类可分为单糖（如葡萄糖、果糖）、双糖（如蔗糖、麦芽糖、乳糖）和多糖（如淀粉、糖原、纤维素和果胶），其中单糖最易被人体吸收利用。

1. 碳水化合物（可吸收部分）的生理功能

（1）供给热能。碳水化合物是人体最主要的能量来源，能迅速释放和供给热能，满足生命活动的需要。每日糖类供给的热能应占每日总热量的50%以上。其中，神经系统所需的热能完全由碳水化合物的代谢产物——葡萄糖来提供。

（2）构成细胞和组织。碳水化合物是组成糖脂、黏蛋白、核糖和脱氧核糖的重要组成部分。其中，细胞膜和神经组织中有糖脂，结缔组织中有黏蛋白，核糖和脱氧核糖参与核酸的形成。

（3）抗生酮和解毒作用。当碳水化合物缺乏时，脂肪代谢产生的酮体氧化不完全，在血液中达到一定的浓度就会导致代谢性酸中毒。因此，碳水化合物具有抗生酮的作用。摄入充足的碳水化合物，可以增加肝脏内肝糖原的贮存量，而肝糖原能加强肝脏的解毒作用。

（4）减少蛋白质的消耗。碳水化合物供给充分可以避免机体消耗过多的蛋白质作为能量来源，以保障蛋白质充分发挥其重要的生理功能。

2. 膳食纤维的生理功能

膳食纤维是不被吸收的碳水化合物。学前儿童摄入适量的膳食纤维可以帮助机体维持正常体重，减少肥胖和由肥胖引发的高血脂、高血压、糖尿病等疾病的发生。膳食纤维食物入口时需用力咀嚼，可促进脸部肌肉的运动，刺激视神经，减少近视的发生。膳食纤维可以促进铅等重金属的排出，清除体内毒素，减少学前儿童的血液负担，增加抗病能力，提高脑供血量，达到改善智力的效果；此外，还可以清洁牙齿，保持口腔清洁。

学前儿童摄入过多的膳食纤维可引起肠胀气，且会过分刺激肠黏膜，使粪便中排出的脂肪增多。同时，摄入过多的膳食纤维可影响某些矿物质如钙、锌、铁的吸收与利用，也可影响叶酸的吸收与利用。

3. 学前儿童碳水化合物的需要量

学前儿童对碳水化合物的需要量相对比成人大。针对碳水化合物的供应量没有具体的推荐数量，每日膳食中碳水化合物的热能占总热能的50%～60%为合适（成人为 55% ～ 65%）。《中国居民膳食营养素参考摄入量（2023 版）》中关于学前儿童各年龄段总碳水化合物的适宜摄入量、平均需要量、宏量营养素可接受范围占能量的百分比见表 3-2。

表 3-2　学前儿童膳食总碳水化合物参考摄入量

年龄	碳水化合物		
	AI	EAR	AMDR（%E）
0 ～ 6 月龄	60	—	—
7 ～ 12 月龄	80	—	—
1 ～ 3 岁	—	120	50 ～ 65
4 ～ 6 岁	—	120	50 ～ 65

注：AI 为适宜摄入量；EAR 为平均需要量；AMDR 为宏量营养素可接受范围，%E 为占能量的百分比；"—"表示无具体数据。

学前儿童碳水化合物摄入不足，可致使体内能量不足，蛋白质合成减少，生长发育缓慢，体重减轻；摄入过多，则可使肠内发酵过盛，产生过量的低级脂肪酸，刺激肠蠕动增加而引起腹泻。尤其是摄入过多的糖果和甜食会影响食欲，引起龋齿，以及产生好动、尿床等一系列行为问题。

4. 碳水化合物的食物来源

碳水化合物主要来源于谷类和根茎类食物（如甘薯、马铃薯、山药等）。这些食物是主要供给能量的食物，也是淀粉的主要来源。白糖和红糖是纯糖类，只提供能量，不含其他营养素，若摄入甜食过多，会影响营养素的全面摄入。蜂蜜的营养价值很高，除提供能量外，还含有无机盐（如钙、铁、铜等）、维生素 B、叶酸、维生素 C 及多种酶。果糖可由水果和蔬菜提供。乳糖的唯一来源是乳类与乳制品，母乳中含乳糖较多，牛奶中含乳糖少，需另加蔗糖。

膳食纤维主要来源于谷薯、豆类、蔬菜、水果等植物性食物。植物成熟度越高，含有的膳食纤维就越多；谷类加工越精细，含有的膳食纤维就越少。多吃粗杂粮和蔬菜水果，膳食纤维的供给量会相对高些。用嫩菜叶、去皮水果煮烂或做成菜泥、果汁，可使纤维软化，从而降低膳食纤维的供给量。蔬菜经彻底清洗后生食，既可增加膳食纤维的供给量，又可避免矿物质和维生素在烹调中的损失。

（四）无机盐

无机盐又称矿物质，是构成人体组织和维持正常生理功能所必需的各种无机物的总称。按照在人体中的比重，无机盐可分为常量元素（如钙、镁、钾、钠、硫、磷、氯等）和微量元素（如铁、锌、铜、锰、碘等）。其中，钙、镁、铁、锌、碘等是学前儿童容易缺乏的无机盐。

无机盐不提供热量，却是构成机体和多种酶的重要成分和激活剂，能维持和调整机体功能，参与调节体液的渗透压和酸碱度，维持体液的正常分布，保持酸碱值（pH）的恒定。同时，无机盐是构成机体某些具有特殊生理功能的重要物质，如锌是胰岛素的成分。

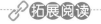 **拓展阅读**

缺少微量元素时首选食补

学前儿童缺乏微量元素，大多与挑食、膳食不平衡有关。如果学前儿童真的缺乏某种微量元素，可首选食补。例如，缺铁可多吃动物肝脏、血制品及肉类，并注意补充维生素C；缺锌可多吃一些动物肝脏及贝类海产品；补碘可通过食用碘盐、海带等补充。另外，要注意食用完整的食品，即未经精制或只经过部分精制的食品，做到食品多样化。

盲目给学前儿童服用微量元素的保健品，非但机体可能不吸收，还容易出现各种微量元素间的相互抵抗问题。例如，钙和锌会影响铁的吸收率，铁会降低锌的吸收率。微量元素补充过量可能使人中毒。合理的膳食结构是保证学前儿童健康成长的关键，不挑食比补什么都强。

1. 钙

钙是人体含量最多的一种无机盐，在构成人体的元素中仅次于碳、氢、氧、氮，列第五位。

（1）钙的生理功能。钙是骨骼和牙齿的主要构成成分，可维持神经和肌肉的活动。钙能参与完成神经冲动的传导，维持肌肉的收缩和舒张，维持细胞内胶质的完整性与细胞膜的通透性，调节机体酶的活性并参与凝血过程。

（2）影响钙吸收的因素。人体很容易缺乏钙是因为膳食中的钙在肠道中的吸收很不完全，约有 70%～80% 的钙不被吸收而留在粪便中。有利于钙吸收的因素：①维生素 D 和乳糖能促进机体对钙的吸收；②膳食蛋白质供应充足，能促进钙的吸收；③机体对钙的需要量大时，通过机体的反馈作用，可使钙的吸收率提高。不利于钙吸收的因素：①谷类和豆类外皮中的植酸、蔬菜中的草酸、未消化的脂肪酸等，都会影响钙的吸收；②食物中的纤维素会妨碍钙的吸收。因此，在选择供钙食物时，不能只考虑钙的绝对含量，还应同时注意食物中植酸、草酸的含量。在烹调时可去除一些不利因素，如先焯后炒（蔬菜中的草酸溶于水）、面粉发酵（减少植酸含量）等。

（3）钙的重要性。人体的钙处于不断沉淀和溶解的动态过程中，学前儿童骨骼中的钙每 1～2 年更新一次，成人每 10～12 年更新一次。可见学前儿童对钙的需要量比成人大得多。学前儿童缺钙，容易产生偏食厌食、不易入睡、易惊醒、感冒、头发稀疏、智力发育迟缓、肌肉肌腱松弛、骨质软化、学步晚、出牙晚、出牙不整齐等现象，甚至导致佝偻病。如果补钙过多，可能会导致婴儿囟门过早闭合、头颅发育不充分、低血压，甚至增加肾结石的风险，同时也可能抑制体内铁的吸收，降低锌的利用率。

（4）钙的食物来源。乳和乳制品是钙的优质来源，钙含量高且易吸收，是学前儿童最为理想的钙源；绿叶菜、花菜、豆类、谷类等含钙量较多，但有些植物中同时富含植酸和草酸，使钙不易被人体吸收；小虾米、发菜、海带等含钙也特别丰富。在学前儿童膳食中添加食用骨粉（含钙量 20% 以上，吸收率约为 70%）或蛋壳粉，也是补充钙的有效措施。各类食物中的钙含量如表 3-3 所示。

表 3-3 食物中的钙含量

食物名称	钙含量（mg/100g）	食物名称	钙含量（mg/100g）	食物名称	钙含量（mg/100g）
牛奶	104	花生米	284	海带（湿）	241
全脂牛奶	676	南瓜子（炒）	235	黑木耳	247
干酪	799	黑芝麻	780	紫菜	264
大豆	191	芝麻酱	1057	苜蓿	713
豆腐	164	虾皮	991	苋菜、银耳	294
青豆	200	海参	285	芥菜、木耳	294
黑豆	224	河蚌	306	雪里蕻	230

2. 铁

（1）铁的生理功能。铁是组成血红蛋白的原料，人体的大部分铁以血红蛋白和肌红蛋白的形式存在，能维持正常的造血功能，参与体内氧的运输与组织的呼吸过程。铁在人体内可被反复利用，排出体外的铁数量很少。

（2）影响铁吸收和利用的因素。动物性食物（如瘦肉、鱼、禽类）中的铁，因与血红蛋白、肌蛋白结合，可被肠黏膜直接吸收，利用率高；维生素 C 可以促进机体对铁的吸收。植物和乳制品中的三价铁因需要还原成二价铁才能被吸收，所以吸收率低；谷类的植酸、蔬菜中的草酸会影响铁的吸收；茶和咖啡均可抑制铁的吸收。

（3）学前儿童铁的需要量。根据《中国居民膳食营养素参考摄入量（2023版）》，0～6月龄婴儿铁的适宜摄入量为 0.3 毫克／天。出生 4 个月后，学前儿童从母体获得的铁会消耗殆尽，可及时添加鱼泥、动物血、菜泥等辅食。7月龄～6岁时铁的参考摄入量为 10 毫克／天，平均需要量为 7 毫克／天。缺铁性贫血会导致学前儿童健康受损，如影响机体中各种酶的活性，降低肌肉收缩力和机体免疫力；影响机体的消化吸收功能；损害机体的神经系统的能力，使学前儿童注意力分散，记忆力减退，智力发育迟缓等。摄入过量的铁是有毒的，会引起学前儿童腹泻和肠道损害；严重的会伤及肝脏，引发心脏病、肝硬化等疾病。

（4）铁的食物来源。膳食中铁的丰富来源有动物血、肝脏、鸡胗、大豆、黑木耳、芝麻酱等，良好来源有瘦肉、蛋黄、猪肾、羊肾、干果、红糖等，一般来源有鱼、谷类、蔬菜、扁豆、豌豆、芥菜叶等，微量来源有奶制品、蔬菜和水果等。因乳类含铁极少，以乳类为主食的学前儿童应注意补铁。

3.锌

（1）锌的生理功能。锌是人体多种酶的组成成分或激活剂，具有促进生长发育、维持上皮和黏膜组织的正常功能、保持正常味觉、促进创伤愈合及提高机体免疫功能等作用。学前儿童体内缺锌时可出现生长发育迟缓、体格矮小、性腺发育不良、创伤愈合慢、食欲不振、味觉与嗅觉减退、异食癖等现象。

（2）锌的食物来源。高蛋白食物中的含锌量较高。海产品是锌的主要来源（其中牡蛎含锌量最高，每100克含锌可达60～100毫克）；肉类、鱼类、奶类含量次之。植物性食物一般含锌较少，吸收率较低；干豆类、坚果类含锌较多。牛奶含锌比母乳多，但母乳中锌的吸收率比牛奶高。乳母如果不缺锌，则母乳喂养一般能满足婴儿的需要。

4.碘

（1）碘的生理功能。碘是合成甲状腺素的原料，可促进人体正常的新陈代谢，促进学前儿童的生长发育，促进脑细胞的生成与成熟。学前儿童体内碘严重不足时会出现碘缺乏症，致使学前儿童生长发育迟缓或停滞、智力低下，最严重的碘缺乏症是克汀病，也称呆小症。

（2）碘的食物来源。含碘最丰富的食物为海产品，如海带、紫菜等海藻，海产鱼、虾、蟹、贝类，海参等。食用碘盐也是补碘的一种重要途径。但不应擅自服用碘剂或碘片，以防碘中毒。

（五）维生素

维生素被称为营养催化剂，是新陈代谢、生长发育、维持人体健康必不可少的物质。维生素只存在于天然食物中，人体内不能合成维生素或合成维生素的数量很少，必须由食物供给。维生素不构成组织，不提供能量。维生素的生理作用十分重要，常以辅酶或辅基形式参与酶的功能。

维生素分为脂溶性维生素和水溶性维生素两大类。脂溶性维生素包括维生素A、维生素D、维生素E和维生素K。脂溶性维生素不溶于水，溶于脂肪，大部分储存于脂肪组织和肝脏中，摄入过多易在体内蓄积，引起中毒。水溶性维生素包括B族维生素（维生素B_1、维生素B_2、叶酸、烟酸、泛酸、胆碱、生物素等）和维生素C。水溶性维生素溶于水，不溶于脂肪，在体内仅有少量储存，须经常通过食物补充，摄入不足易引起缺乏症，摄入过多可以从肾脏排出体外，几乎没有毒性。

下面介绍学前儿童容易缺乏的几种维生素。

笔记栏

1. 维生素 A

维生素 A 又名视黄醇、抗干眼病维生素。

（1）维生素 A 的生理功能。①合成视紫红质，维持人体正常视觉。若缺乏维生素 A，会导致暗适应能力下降，出现夜盲症。②保护上皮组织的健全。若缺乏维生素 A，会导致上皮增生角化，毛囊角化，皮肤粗糙、干燥，容易脱屑，指甲开裂，呼吸道、消化道和泌尿系统的黏膜易受感染。③促进学前儿童的生长发育，维持骨骼和牙齿的健康。④维持正常免疫功能，具有抗氧化和抑癌作用。

（2）维生素 A 的食物来源。①维生素 A 主要存在于动物肝脏、乳和乳制品、禽蛋、鱼卵和鱼肝油中。②深色（尤其是橙黄色、深绿色）的蔬菜和水果等含丰富的胡萝卜素，胡萝卜素可在人体内转化成维生素 A。学前儿童维生素 A 的摄取应注意吃鱼肝油不可过量。学前儿童看电视、看书、绘画等时间过长，用眼过度，应适量补充维生素 A（食补）；不得擅自服用维生素 A 制剂。

2. 维生素 D

维生素 D 又名钙化醇、抗佝偻病维生素。

（1）维生素 D 的生理功能。维生素 D 可促进钙、磷的吸收，将钙和磷运送到骨骼内，使骨钙化，促进骨骼和牙齿的正常发育。

（2）维生素 D 的食物来源。食物中所含维生素 D 很少，维生素 D 只在乳类、肝脏、蛋类中少量存在。晒太阳是获得维生素 D 的最简便方法。人工喂养的学前儿童应适量服用鱼肝油以补充维生素 D，但不可过量，防止维生素 D 中毒。

3. 维生素 B_1

维生素 B_1 又名硫胺素、抗脚气病维生素。

（1）维生素 B_1 的生理功能。维生素 B_1 参与糖的代谢，保证机体能量的供给，从而保持神经系统、肌肉、消化系统和循环系统的正常生理功能。缺乏维生素 B_1 易患脚气病，严重缺乏时可危及学前儿童的心血管系统。

（2）维生素 B_1 的食物来源。谷类（尤其是谷壳、谷胚）、豆类、坚果类、肉类、动物内脏及蛋类、酵母等含有丰富的维生素 B_1。蔬菜、水果中维生素 B_1 含量不高。谷类加工过细或淘洗过度会造成大量维生素 B_1 损失，应多吃粗加工的粮食并注意在烹调中保护维生素 B_1。

4. 维生素 B_2

维生素 B_2 又名核黄素。

（1）维生素 B_2 的生理功能。维生素 B_2 是机体多种辅酶的组成成分，在蛋白质、脂肪和碳水化合物的代谢及细胞呼吸中起着重要作用。缺乏维生素 B_2 会出现口角开裂、发炎及患舌炎，并影响视觉功能。

（2）维生素 B_2 的食物来源。维生素 B_2 广泛存在于各种食物中，如乳类、动物肝脏、肉类、鱼类、蛋类、绿叶蔬菜、豆类、粗粮等。

5. 维生素 B_3

维生素 B_3 又名维生素 PP、烟酸、尼克酸、抗癞皮病维生素。

（1）维生素 B_3 的生理功能。维生素 B_3 是机体多种辅酶的组成成分，能维护皮肤、消化系统及神经系统的正常功能，降低血清胆固醇。

（2）维生素 B_3 的食物来源。动物肝脏、肉类、花生、豆类、牛奶和鸡蛋中含有丰富的维生素 B_3。谷物中烟酸含量较低，且大部分在种皮中，碾磨时损失较多。玉米中的烟酸为结合型，人体不能吸收。

6. 维生素 B_6

维生素 B_6 又名吡哆醇、抗皮炎维生素。

（1）维生素 B_6 的生理功能。维生素 B_6 是多种辅酶的组成成分，参与氨基酸、糖原与脂肪的代谢。维生素 B_6 是某些疾病的辅助治疗剂，如脂溢性皮炎、贫血等。

（2）维生素 B_6 的食物来源。豆类、畜肉及肝脏中含有丰富的维生素 B_6，其次为蛋类、水果、蔬菜、乳类、油脂等。

7. 维生素 B_9

维生素 B_9 又名叶酸、抗贫血因子。

（1）维生素 B_9 的生理功能。叶酸对氨基酸代谢、核酸和蛋白质的生物合成方面具有重要作用。叶酸缺乏可引起巨幼细胞贫血。在正常情况下，除膳食供给外，人体肠道细菌能合成叶酸，一般不会缺乏。

（2）维生素 B_9 的食物来源。叶酸广泛存在于绿叶蔬菜中，肝脏、小麦胚芽中的含量最为丰富。肉、蛋、鱼、谷类都含有维生素 B_9。

8. 维生素 B_{12}

维生素 B_{12} 又名钴胺素、抗恶性贫血维生素。

（1）维生素 B_{12} 的生理功能。维生素 B_{12} 使叶酸有活性，利于红细胞的发育、成熟，维持神经系统的正常功能。维生素 B_{12} 缺乏导致巨幼细胞性贫血。素食及营养不良者易患维生素 B_{12} 缺乏症。

（2）维生素 B_{12} 的食物来源。动物性食品富含维生素 B_{12}，特别是食草动物的内脏，其次为肉、蛋、奶。另外，发酵豆制品也含有维生素 B_{12}，人体结肠细菌可合成维生素 B_{12}。

9. 维生素 C

维生素 C 又名抗坏血酸、抗坏血病维生素。

（1）维生素 C 的生理功能。维生素 C 可促进铁的吸收，促进细胞与细胞之间黏合物质的形成，促进体内抗体的形成，提高机体的免疫力。人体缺乏维生素 C 时会发生坏血病。这时会引起细胞间质胶原蛋白生成障碍，出现出血、牙齿松动、伤口不易愈合、易骨折等症状。服用大剂量维生素 C 对预防感冒和抗癌有一定的作用。

（2）维生素 C 的食物来源。维生素 C 广泛存在于新鲜蔬菜、水果中。维生素 C 易溶于水，适合在酸性环境中保存，碱性环境、高温烹调、长时间存放都可使维生素 C 受到破坏。

（六）水

1. 水的生理功能

（1）构成机体的重要原料。水是构成机体的主要成分，成人体内的水约占体重的 60%。学前儿童体内的水约占体重的 70%，新生儿体内的水可占体重的 80% 左右。

（2）调节体温。人体通过血液循环将体内代谢产生的热量运送到体表并散发，以保持体温的相对恒定。

（3）代谢的媒介。水有极强的溶解性，多种无机物和有机物都易溶于水中，人体的一切化学变化都有水的参与。

（4）运输作用。人体组织和细胞的养分及代谢产物在体内运转都需要水做载体。

（5）润滑作用。关节、眼球及人体组织之间的水还可作为润滑剂，起润滑作用。

2. 水的需要量

学前儿童对水的需要量取决于其年龄、活动量的大小，外界的气温，食物的性质等。学前儿童年龄越小，对水的相对需要量越多；活动量大、气温高、多食蛋白质和无机盐时，对水的需要量要适当增加。人体内水分不足会对生命造成危害，因此学前儿童饮水量应充足，要多喝新鲜的温白开水，少喝饮料，特别是碳酸类的甜饮料。大量失水后应及时补充水分。

四、学前儿童每日膳食能量和营养素的需要量

参考《中国居民膳食营养素参考摄入量（2023 版）》，学前儿童每日膳食能量和一些营养素的需要量可参考表 3-4，更多数据可扫描附录一中的二维码查看。

表 3-4　学前儿童每日膳食能量和一些营养素的需要量

年龄	能量[a]/千卡		蛋白质/克	钙/毫克	锌/毫克	碘/微克	维生素 A/微克 RAE		维生素 D/微克	维生素 C/毫克
	男	女					男	女		
0～6月龄	90[b]/千克		9[b]	200[b]	1.5[b]	85[b]	300[b]		10[b]	40[b]
7～12月龄	75[b]/千克		17[b]	350[b]	3.2[b]	115[b]	350[b]		10[b]	40[b]
1岁	901.03	800.65	20	400	3.2	65	250	240	8	35
2岁	1099.40	999.02	20	400	3.2	65	250	240	8	35

年龄	能量 a/ 千卡		蛋白质/克	钙/毫克	锌/毫克	碘/微克	维生素 A/微克 RAE		维生素 D/微克	维生素 C/毫克
	男	女					男	女		
3岁	1249.97	1149.59	25	400	3.2	65	250	240	8	35
4岁	1300.16	1249.97	25	500	4.6	65	280	270	8	40
5岁	1400.54	1300.16	25	500	4.6	65	280	270	8	40
6岁	1598.91	1450.73	30	500	4.6	65	280	270	8	40

注：a 表示能量需要量，其中 1 ~ 6 岁的值为身体活动水平为中等强度的参考摄入量；b 表示适宜摄入量；RAE 指视黄醇活性当量；其他值为平均需要量。

◯ 任务2　学前儿童膳食管理

▣ 情景导入

星星幼儿园每周五会通过公众号发布下一周五天的食谱，方便家长了解幼儿日常饮食，也便于家长提前让幼儿了解食谱相关的食材与吃法，还可以通过家园合作让适龄幼儿尝试介绍菜谱，提升语言表达能力。

思考：对学前儿童食谱如何进行编制与评价呢？

✓ 知识精编

一、膳食计划制订

（一）膳食计划的内容

对食物的种类、数量、搭配和烹调等作出计划叫作膳食计划。膳食计划是保证学前儿童营养合理、满足学前儿童营养需求、促进其生长发育的一种科学管理方法，也是合理使用托幼园所伙食费，为学前儿童提供平衡膳食的重要环节。

制订膳食计划的依据是学前儿童的年龄特点和对各种营养素的需要，以及不同的饮食习惯、市场供应情况、气候条件和伙食标准等。

托幼园所制订膳食计划的出发点是根据学前儿童的年龄特征和对营养的需要，因地制宜，选择每日的食物种类、计算合理的食物数量、确定正确的烹调制备方法、编制科学的食谱、建立合理的膳食制度。

1. 选择食物品种、确定主食和辅食

主食是指含有学前儿童生长发育所必需营养素的主要食品。辅食是指根据学前儿童生长发育的不同阶段对各种营养素需求的增加而添加、补充的辅助食品。为学前儿童选择食物，应从实际出发，结合气候、地理条件和当地食品供应情况，保证所选食物在质和量上满足学前儿童的营养需求。

2.计算食物数量

计算食物的数量时，要力求遵循各营养素数量充足、比例合理，食物供给量与学前儿童的需要量相平衡的原则。蛋白质、脂肪、碳水化合物所提供的热能各占总热能的12%～15%、20%～30%与50%～60%，蛋白质、脂肪、碳水化合物三大营养素之间的重量比值应接近1∶1∶4～5，动物蛋白及豆类蛋白不少于总蛋白质的50%。根据《中国婴幼儿喂养指南（2022）》，7～12月龄婴儿每日辅食推荐量如下：继续母乳喂养，母乳500～700毫升；谷类20～75克；蔬菜、水果类各25～100克；蛋类15～50克；畜禽鱼类25～75克；油0～10克；盐不建议额外添加。1～2岁幼儿每日辅食推荐量如下：继续母乳喂养，母乳400～600毫升；谷物类50～100克；蔬菜、水果类各50～150克；蛋类25～50克；畜禽鱼类50～75克；油5～15克；盐0～1.5克。2岁以上幼儿各类食物每日建议摄入量如表3-5所示。

表3-5　2岁以上幼儿各类食物每日建议摄入量

食物组	食物种类	每日建议摄入量	
		2～3岁	4～5岁
第一层　谷薯类	谷类	75～125克	100～150克
	薯类	适量	适量
第二层　蔬菜水果类	蔬菜	100～200克	150～300克
	水果	100～200克	150～250克
第三层　畜禽鱼蛋类	畜禽鱼	50～75克	50～75克
	蛋类	50克	50克
第四层　奶大豆坚果类	奶类	350～500毫升	350～500毫升
	大豆（适当加工）	5～15克	15～20克
	坚果（适当加工）	—	适量
第五层　烹调油盐类	烹调油	10～20克	20～25克
	食盐	＜2克	＜3克

注：本表适用于满2周岁至满6周岁前（2～5岁）的幼儿；每日食物建议摄入量按幼儿能量需求，2～3岁1000～1250千卡/天，4～5岁1250～1400千卡/天。

3.确定烹调制备方法

托幼园所在烹调食物时，应根据学前儿童的特点和膳食配置原则，考虑到多方面的烹调要求。

（1）选择恰当的烹调方法，在洗、切、炒、煮各环节及炊具等的选择上，应尽量减少营养素的损失，保留最多的营养成分。

（2）去壳、去刺、去骨，以学前儿童的咀嚼能力和消化能力为依据，切碎磨细，煮软烧烂，做到碎、细、软、烂，适合学前儿童肠胃尚未发育完善的特点。

（3）考虑食物的色、香、味、形及食物品种多样化，增强学前儿童的食欲，有利于促进机体消化吸收。同样，良好的进餐环境、愉快的情绪也有助于增强学前儿童食欲。

（4）避免采用油炸、烘烤和烟熏等烹调方法，避免使用浓烈和刺激性强的调料。此外，应将安全性放在首位。为学前儿童选择的食物要符合安全、卫生、健康的要求，严防食物中毒。

（5）确保膳食卫生，严防食物中毒。

4. 制定合理的膳食制度

膳食制度是规定每日进餐次数与间隔时间，合理分配各餐食品的数量和质量的一种制度。在合理的膳食制度下，进餐和消化过程协调一致，各种营养素得以有效地消化、吸收和利用。

制定膳食制度

决定进餐次数及两餐之间的间隔时间应以食物停留在胃内的时间为依据。间隔时间过长可引起饥饿感，过短则会影响食欲。两餐之间的间隔以 3.5～4 小时为宜。3～6 岁的学前儿童，可每日安排三餐两点，即早餐、早点、中餐、午点、晚餐，全托学前儿童还可加晚点一次。应严格遵守开饭时间，使学前儿童养成规律的进食习惯。

按照早餐吃好、中餐吃饱、晚餐吃少的原则，将食物恰当地分配到各餐点。每餐热量建议分配为：早餐 25%～30%，中餐 35%～40%，晚餐 25%～30%，点心 10%～15%。

早晨学前儿童精神旺盛，消化能力较强，故早餐要提供含优质蛋白质、丰富碳水化合物和脂肪的食物；中餐应提供富含蛋白质、碳水化合物和脂肪的食物，食物的数量也应充足；晚餐应清淡易消化，不宜多安排脂肪和蛋白质含量高的食物。

 拓展阅读

学前儿童挑食的预防方法

（1）在饭菜品种的多样化、多变性与合理搭配上，以及选用一些餐具器皿时，多下点功夫，使学前儿童保持旺盛的食欲。

（2）家长要"以身作则"不挑食，防止对学前儿童的不当诱导；避免在学前儿童进食时批评训斥学前儿童，致使学前儿童情绪不佳，影响食欲；如果学前儿童因一时进食兴致不高，尚未完全吃饱，宁愿等会儿补吃也不强令其吃下；应细心照料病中学前儿童并给其合理的饮食。

（3）对学前儿童吃零食的量、次数要有所控制、节制。

（4）利用学前儿童乐于接受的形式向学前儿童传授有关知识、道理，纠正其挑食行为。

（二）编制食谱的原则与步骤

食谱是膳食计划的具体实施方案，是一日内定量的各种食品的配制和烹调方法的说明，它包括食物的种类、数量、烹调方法和制成品名称等。编制食谱是膳食计划的重要组成部分，膳食计划的实现有赖于食谱的制订和实施。

1. 学前儿童食谱编制的原则

（1）首先应满足学前儿童所需的能量、蛋白质、脂肪。

（2）各营养素之间的比例要适宜。

（3）食物的搭配要合理，注意主食与副食、杂粮与精粮、荤与素等食物的平衡搭配。每周的食谱中，一日各餐的主、副食品不应重复；一周副食品也不应有两次以上的重复。更换时可用同类食物的不同品种轮流进行。食物品种应多样化，考虑食物的利用率，尽可能使不同食物中的营养素进行互补。

（4）膳食制度要合理，学前儿童以"三餐两点制"为宜。

（5）制作和烹调方法适宜。学前儿童的咀嚼和消化能力低于成人，膳食中的过多调味品不宜学前儿童食用。食物烹调应注意色、香、味、形，讲究烹调技术，尽可能地保存食物中的营养素，减少维生素的损失。

（6）根据季节变化合理提供食物。冬季可多提供高热能的食物，夏季应多提供清淡爽口的食物。

2. 食谱编制步骤

（1）确定学前儿童膳食能量和三大营养素（蛋白质、脂肪、碳水化合物）膳食目标。

（2）根据餐次比，计算每餐营养素的参考摄入量：早餐占全天总能量的30%，午餐占40%，晚餐占30%。

（3）根据碳水化合物的含量确定谷类主食的数量。

（4）根据蛋白质含量确定动物类副食的数量（包括豆类）。

（5）添加蔬菜、水果，以满足维生素和无机盐的需要量。

（6）确定油和食盐的用量。

（7）设计出一日食谱及用料。

（8）食谱营养分析计算（能量、蛋白质、脂肪、碳水化合物及无机盐和维生素）。

（9）食谱的调整和评价。

3. 编制食谱的检验

食谱应每周制定一次。对于编制的食谱，不能任意改变食物种类和数量，不得任意添加或减少，但应注意观察学前儿童接受食物的情况，必要时做适当调整。因此，编制食谱后，必须对食谱进行审核，以检验食谱的合理性和科学性。一般从以下三个方面进行检验。

一是观察学前儿童的进食情况，定期进行形态指标和生理指标的测量，如通过体重和身高等指标来分析学前儿童的生长发育情况。

二是定期进行营养供给量的计算，并参照各年龄学前儿童的营养素供给量标准加以分析，如发现问题应及时调整食谱。

三是检查全园每日伙食费的收支是否平衡，应保证专款专用。

随着现代科学技术的发展，用计算机能够编制满足各种营养要求的食谱，且能对食谱的营养价值进行评价，使各种营养成分达到预定的营养指标，既快速又准确，使营养食谱的编制程序得到简化。

二、膳食调查与评价

为了了解托幼园所学前儿童的营养状况，拟制的食谱是否有利于学前儿童的生长发育，学前儿童从中真正摄取的各种营养素及能量获取情况，需要在膳食调查的基础上对托幼园所的膳食进行评价。托幼园所的膳食调查旨在调查学前儿童每日主食、副食、零食及调味品等的摄入量。利用食物成分表计算出学前儿童每人每日所摄入的热能和各种营养素的数量及质量，并对照推荐供给量标准进行营养评估，以评定正常营养需求得到满足的程度。

（一）膳食调查方法

1. 称量法（称重法）

称量法是将被调查托幼园所（或学前儿童）在调查期间（3～7天）每日每餐各种食物的消耗量，包括生重、烹调后熟重和剩余重进行准确称量、记录，计算出每人每天各种营养素的平均摄入量的调查方法。

（1）称重。

未处理前生重：米在未淘洗前，面粉在发面或压面条前，蔬菜、鱼肉等副食未经清洗去除不可食部分前的重量。

可食部分生重：去除不可食部分后的重量。

熟重：烹调出锅后的重量。

剩余重：餐后各种主副食的剩余重量。

（2）求出平均每人每天的食物消耗量，将一周内各项所消耗的食物加以分类和综合。

$$实际吃量＝熟重－剩余重$$
$$生熟比值＝可食部分生重／熟重$$
$$总摄入量＝实际吃量×生熟比值$$
$$平均每人净食量＝总摄入量／就餐人数×500克$$

（3）查食物成分表，得出一周内平均每人每天所摄取的各种营养素含量和热量总和。

称量法的调查结果比较精确，可以作为膳食调查的"金标准"，用以衡量其他方法的准确性。但缺点是需要较多人力物力，不适合大规模的营养调查。

2. 记账法（查账法）

记账法是指建立伙食账目的托幼园所，通过查阅过去一定时期内各种食物的库存、购进和剩余数量，计算出各种食物消耗的数量，并根据同一时期的就餐人数和天数，粗略计算出平均每人每日各种食物的消耗量，再按食物成分表推算出每人每日所摄取的热能和各种营养素的量。

记账法的优点是容易掌握、手续简便、节省人力，可用于大样本调查。然而与称量法相比，记账法不够精确，因为对食品剩余量难以估算，其代表性受到一定影响；调查结果只能得到集体人均的摄入量，难以分析个体膳食摄入状况。

3. 询问法

询问法是指通过询问被调查者每日所摄入食物的种类、饮食习惯等情况，从而了解食物消耗量。一般可分为膳食回顾法和膳食史法两种。询问法的结果不够准确，通常在称重法和记账法无法使用的情况下才使用。但经验丰富的人员能较容易发现膳食营养的明显缺陷，用以估算营养素水平。此方法同时也能了解被调查者有无挑食、偏食和不良的饮食习惯，以便加以膳食营养指导。

4. 食物频率法

食物频率法是估计被调查者在指定的一段时期内摄入某些食物的频率的一种方法，以问卷的形式进行。调查个体经常性的食物摄入种类，并根据每天、每周、每月甚至每年所摄入各种食物的次数或食物种类来评价膳食营养状况。在实际应用中，可分为定性和定量的两种食物频率法。食物频率法可以迅速地得到学前儿童平日食物摄入的种类和数量，应用此方法时必须对调查员进行统一培训。

5. 化学分析法

化学分析法是收集所调查对象一日膳食中要摄入的所有主、副食品，通过实验室的化学分析方法来测定其能量以及营养素的数量和质量。化学分析法能准确地得出食物中各种营养素的实际摄入量，但是分析过程复杂、代价高，不适合大规模的人群研究，也不适合大范围的营养素研究，通常只用于特殊需要的营养研究。

托幼园所可根据具体情况选择相应方法，这些方法可单独使用，也可联合进行。

（二）膳食调查结果评价

食谱质量的好坏可以通过观察食谱、学前儿童对食物的反应做粗略了解，也可通过定期测量学前儿童身高、体重、血色素等指标反映膳食情况，但最科学、最准确的评价是营养测算。

营养测算的主要指标包括：各营养素的摄入量、一日总热能、三大营养素的供热比例、优质蛋白质占蛋白质总量的比例、三餐热量比例。

1. 各种营养素的摄入量

根据膳食调查所得到的资料进行计算，得出每人每日各类食物的摄入量和各种营养素与能量的摄入量，将结果与供给量标准相比较，评定膳食营养状况。计算公式如下。

$$摄入量对供给量满足的程度（\%）= 摄入量 / 供给量 \times 100\%$$

能量摄入量如果能够达到供给量的90%以上为正常，低于80%为摄入不足。蛋白质、无机盐和维生素的摄入量应达到供给量标准的80%以上，长期低于这一标准会使一部分学前儿童出现相应症状。

学前儿童蛋白质平均摄入量，全日制托幼园所应当达到参考摄入量的80%以上，寄宿制托幼园所应当达到参考摄入量的90%以上。维生素A、B_1、B_2、C及无机盐钙、铁、锌等的摄入量应当达到参考摄入量的80%以上。

2. 一日总热能

$$学前儿童一日摄入总热能 = 蛋白质摄入量（克）\times 4 + 脂肪摄入量（克）\times 9 + 糖类摄入量（克）\times 4$$

一般寄宿制学前儿童要求达到参考摄入量的90%以上，全日制学前儿童要求达到参考摄入量的80%以上。

3. 计算蛋白质、脂肪和碳水化合物的供热比例

$$蛋白质的供热比例 = [蛋白质摄入量（克）\times 4/ 热量摄入量（千卡）] \times 100\%$$
$$脂肪的供热比例 = [脂肪摄入量（克）\times 9/ 热能摄入量（千卡）] \times 100\%$$
$$碳水化合物的供热比例 = [碳水化合物摄入量（克）\times 4/ 热能摄入量（千卡）] \times 100\%$$

三大营养素热量占总热量的百分比应分别是：蛋白质12%～15%、脂肪30%～35%、碳水化合物50%～60%。

4. 优质蛋白质占蛋白质总量的比例

$$优质蛋白质所占比例 = [（动物蛋白摄入量 + 大豆蛋白摄入量）/ 蛋白质总量] \times 100\%$$

优质蛋白质一般应不低于蛋白质总量的50%。

5. 三餐热量比

每餐所摄入的热能除以一日总热能，即得各餐热能所占比例。每日早餐、午餐、晚餐热量分配比例分别为30%、40%和30%。

知识巩固与活动提升

知识巩固

一、真题链接

1.（单选）哪种维生素的缺乏容易导致婴幼儿患佝偻症？（　　）。（2024年上半年幼儿教师资格证《保教知识与能力》真题）

A. 维生素D
B. 维生素C
C. 维生素B
D. 维生素A

2.（单选）缺锌会导致婴幼儿（　　）。（2019年下半年幼儿教师资格证《保教知识与能力》真题）

A. 食欲减退
B. 夜盲症
C. 佝偻症
D. 肌无力

3.（结构化面试）小班一个孩子挑食，你怎么办？（2022年上半年幼儿教师资格证结构化真题）

二、复习与思考

1. 简述蛋白质的生理功能及其主要食物来源。

2. 简述脂类的生理功能及其主要食物来源。

3. 简述膳食纤维对学前儿童的重要性及其主要食物来源。

4. 列表说明钙、铁、锌、碘的缺乏对学前儿童的影响，并举例说明主要的食物来源。

5. 列表说明常见维生素的别名，并举例说明其主要的食物来源。

6. 简述学前儿童食谱编制的原则。

项目3知识巩固
参考答案

活动提升

活动名称：

学前儿童营养知识图制作与儿童膳食宝塔图描述。

活动目标：

通过制作学前儿童营养素知识图，描述学前儿童膳食宝塔，进一步掌握学前儿童营养与膳食相关知识。

活动准备：

纸（A3）、笔、学前儿童膳食宝塔图（《中国婴幼儿喂养指南（2022）》）。

活动过程：

（1）针对营养素（六类）的分类、生理功能、食物来源、学前儿童需要量等制作知识导图，呈现形式不限。要求：形式美观、内容充实。

（2）结合学前儿童膳食宝塔图，以小组为单位，分工模拟向家长（由小组成员担任）介绍不同年龄段学前儿童的膳食层次。

活动总结：

结合教师指导，各小组进行小结，各成员总结并提交活动报告（参看附录）。

活动延伸：

利用托幼园所见习机会对学前儿童的食谱进行分析与评价，并提出意见或建议。

注：本项目学习结束后，填写"项目学习评价表"（参看附录），并提交给教师。

传承与发展

特殊教育

党中央、国务院高度重视特殊教育，党的十八大以来，国家组织实施了两期特殊教育提升计划，特殊教育普及水平、保障条件和教育质量得到显著提升。

《"十四五"特殊教育发展提升行动计划》指出，要积极发展学前特殊教育，鼓励普通幼儿园接收具有接受普通教育能力的残疾儿童就近入园随班就读，推动特殊教育学校和有条件的儿童福利机构、残疾儿童康复机构普遍增设学前部或附设幼儿园，鼓励设置专门招收残疾儿童的特殊教育幼儿园（班），尽早为残疾儿童提供适宜的保育、教育、康复、干预服务。

《中国儿童发展纲要（2021—2030年）》指出："完善特殊教育保障机制，推进适龄残疾儿童教育全覆盖，提高特殊教育质量。坚持以普通学校随班就读为主体，以特殊教育学校为骨干，以送教上门和远程教育为补充，全面推进融合教育。大力发展残疾儿童学前教育……。推进孤独症儿童教育工作。"

党的二十大报告也强调，要强化学前教育、特殊教育普惠发展。

学习目标

1. 了解学前儿童心理健康的含义。
2. 理解学前儿童心理健康的标准。
3. 掌握影响学前儿童心理健康的因素。
4. 能识别学前儿童常见心理问题，并能针对性地提出防治策略。
5. 具备关注学前儿童心理健康的意识，能以良好的职业道德对待学前儿童。

思维导图

学前儿童心理
健康防护

学前儿童心理健康认知
- 学前儿童心理健康的含义
- 学前儿童心理健康的标准
- 影响学前儿童心理健康的因素

学前儿童常见心理
问题卫生与保健
- 学前儿童心理问题的主要鉴别方法与常见类型
- 学前儿童情绪障碍的表现及防治
- 学前儿童睡眠障碍的表现及防治
- 学前儿童遗尿症的表现及防治
- 学前儿童进食障碍的表现及防治
- 学前儿童语言障碍的表现及防治
- 选择性缄默症、多动症、孤独症的表现及防治
- 学前儿童品行障碍的表现及防治
- 学前儿童神经不良习惯的表现及防治

◯ ▶ 任务1　学前儿童心理健康认知

■ 情景导入

　　5个月大的明明，节假日被妈妈带到奶奶家玩，期间，明明与奶奶特别亲密，每次与奶奶玩举高高的游戏时，总是咯咯地笑；9个月大的时候，再回奶奶家，明明却不愿意奶奶走近她，奶奶只能在远远的地方逗逗她。奶奶很纳闷，4个月没见，孩子怎么就认生了呢？

　　思考：明明为什么会有这种怕生的表现，是否正常呢？

✓ 知识精编

一、学前儿童心理健康的含义

　　心理健康是指身心都符合正常发展水平，具有良好的适应力，并能被社会接受的一种积极、稳定的心理状态。随着时代的进步与发展，人们对健康概念的认识日渐完善，对健康的关心程度不断提高，心理健康也越来越受到人们的关注和重视。

学前儿童健康标准

　　学前儿童正处在心理成长的重要时期，其心理健康与否将会对他们一生的成长产生深刻的影响。《幼儿园教育指导纲要（试行）》强调，在重视学前儿童身体健康的同时，要高度重视学前儿童的心理健康。身体健康和心理健康是密切相关的，心理健康教育是学前儿童健康教育的重要组成部分，是为学前儿童一生的发展奠定心理素质的重要措施。

　　学前儿童心理健康与成人心理健康相比有其独特的方面。学前儿童心理健康应该包括：情绪健康并能适度自我调节；乐于与人交往，人际关系和谐；具有良好的行为习惯，行为与年龄相符；对自己的性别角色有正确的认识。学前儿童心理健康即是指学前儿童心理发展与其年龄相符，人际关系和谐，行为习惯良好，情绪积极向上，能较好、较快地适应不断变化着的社会环境，无任何心理障碍等。

二、学前儿童心理健康的标准

　　学前儿童的心理健康应是其心理发展达到相应年龄组学前儿童的正常水平。怎样衡量心理健康及其水平，是心理卫生中一项首要又极为复杂的问题。心理健康还没有统一的界定标准，但国内外有关资料把学前儿童心理健康的标准主要概括为以下几个方面。

（一）智力发展正常

　　智力发展正常与否是衡量学前儿童心理健康与否的重要标志。正常的智力是人们正常生活最基本的心理条件，是心理健康的首要条件。智力一般是观察力、注意力、记忆力、思维力和想象力的综合表现，它以思维力为核心。智力正常的学前儿童在认知方面一般表现为想象力丰富、好奇心强、求知欲旺盛、动手能力和动作协调能力较强。智力落后的学前儿童较难适应社会生活，很难完成学习或工作任务。个体之间的智力发展虽然存在着一定的差异，但有比较宽广的正常范围，如果一个学前儿童的智力明显低于同龄人的水平，则被视为智力发展不正常。学前期是智力发展极为迅速的时期，但由于各种原因造成的脑损伤或早期教育环境被剥夺，都会阻碍学前儿童的智力发展，从而导致心理的不健康。

（二）情绪健康，反应适度

情绪是一个人对客观事物是否符合自己的需要而产生的内心体验，它既是一种心理过程，又是心理活动赖以进行的背景。积极的情绪状态反映了中枢神经系统功能的协调性，同时也表明人的身心处于良好的平衡状态。学前儿童的情绪具有很大的冲动性和易变性，但随着年龄的增长，学前儿童情绪的自我调节能力有所增强，稳定性逐渐提高，并开始学习合理地疏泄消极的情绪。如果一个学前儿童的情绪极易变化，喜怒无常，经常处于消极的情绪状态，那么该学前儿童的心理也是不健康的。

（三）乐于与人交往，人际关系融洽

学前儿童之间正常的交往既是维持心理健康的重要条件，也是获得心理健康的必要途径。人类的心理适应，最主要的就是对于人际关系的适应，所以人类的心理疾病主要是由于人际关系的失调而来。心理健康的学前儿童乐于与人交往，能与同伴合作，游戏中能谦让他人；心理不健康的学前儿童，其人际关系往往是失调的，或远离同伴，或成为群体中的不受欢迎者。

（四）行为和谐统一

心理健康的学前儿童，心理活动和行为方式是协调一致的，表现为既不异常敏感，也不异常迟钝，面对新的刺激情境能做出合理的反应，具有与大多数同龄儿童基本相符的行为特征。心理不健康的学前儿童，注意力不能集中，兴趣时常转移，思维混乱，行为经常出现前后矛盾的表现，自我控制和自我调节能力很差。

（五）性格特征良好

性格是个性的最核心、最本质的表现，反映在对客观现实的稳定态度和习惯化了的行为方式之中。性格良好反映了人格的健全与统一。学前儿童的性格是在与周围环境的相互作用中逐渐形成的。心理健康的学前儿童，其心理活动方式是和谐统一的，一般具有活泼开朗、自信、自尊、自爱、热情、勇敢、友

善等性格特征；心理不健康的学前儿童往往处于不协调的状态，表现出冷漠、自卑、孤僻、胆怯、迟钝等不良的性格特征。

（六）自我意识良好

自我意识是主体对自己及自己与客观世界关系的意识。自我意识在性格形成中起着重要作用。具有良好自我意识的学前儿童，能了解自己、悦纳自己，体验到自己存在的价值，常有积极的、肯定的自我观念。

上述几项心理健康标准，只是"理想"的标准。每个学前儿童都可能有这方面或那方面的不足，学前儿童正处于身体和心理不断发育和发展的过程，在评价和衡量学前儿童是否心理健康时，不能简单地依照这些标准来进行判断，而是要积极创造条件，努力促使每个学前儿童都能朝着健康的目标发展。

> **拓展阅读**
>
> 人本主义心理学家马斯洛（Maslow）与密特曼（Mittelman）提出了学前儿童心理健康的十项标准，见表 4-1。
>
> 表 4-1　马斯洛与密特曼提出的学前儿童心理健康十项标准
>
> | 序号 | 标准 |
> | --- | --- |
> | 标准一 | 有足够的自我安全感 |
> | 标准二 | 能充分地了解自己，并对自己的能力做出恰当的判断 |
> | 标准三 | 生活目标切合实际 |
> | 标准四 | 不脱离周围现实环境，与外界环境保持接触 |
> | 标准五 | 能保持人格的完整与和谐 |
> | 标准六 | 具有一定的学习能力，善于从经验中学习 |
> | 标准七 | 能保持良好的人际关系 |
> | 标准八 | 能适度表达、发泄与控制自己的情绪 |
> | 标准九 | 在符合集体要求，不违背集体利益的前提下，能有限度地发挥自己的个性 |
> | 标准十 | 在不违背社会道德规范的前提下，能恰当地使个人的基本需要得到一定程度的满足 |

三、影响学前儿童心理健康的因素

在学前儿童身心发展过程中，多种因素会影响学前儿童心理健康。总的来说，它们来自生理、心理和社会三个方面。

（一）生理（生物）因素

生理（生物）因素，主要包括遗传因素、先天非遗传因素、脑损伤或疾病等。受这些因素的影响，有些学前儿童不能正常参与活动，常表现出自卑、孤独、不正确的依恋及行为举止异常等。

1. 遗传因素

人类行为遗传学的研究已证明，人的许多心理行为受遗传的影响，如性格内向或外向、行为退缩或攻击、情绪焦虑或抑郁等。许多遗传病都存在智力缺陷，如基因病——苯丙酮尿症、染色体疾病——先天愚型等。

2. 先天非遗传因素

先天非遗传因素主要指的是胎内环境。影响胎儿正常发育的环境因素是多方面的，如母亲在孕期的营养状况、用药状况、身体健康状况、环境污染状况和情绪等，都可能通过母亲的子宫对胎儿的发育产生影响。不良的胎内环境所造成的某些机体上的缺陷可成为学前儿童心理发育过程中的障碍，导致异常行为的发生。

（1）营养不良的影响。妊娠期，孕妇营养不良可使婴儿出生时体重轻，某些营养素过少或过多则可导致婴儿畸形。低体重儿可能有脑细胞减少、智力发展迟缓、脑功能异常等缺陷，对心理的健康发展容易产生不可挽回的不利影响。

（2）患病或用药不慎的影响。妊娠期，孕妇患病和使用药物不慎会给学前儿童的心理健康带来损害。有研究报道，学前儿童多动症的发生可能与母亲孕期患高血压、肾炎、贫血、关节炎、低热、先兆流产及经常患感冒有关。如果孕妇感染了流感病毒，可能会引起胎儿发生畸形和中枢神经系统异常，影响其出生后心理的正常发展。许多药物还可以通过胎盘进入胎儿血液，产生致畸作用。孕妇服用大剂量的抗癫痫类药物，可使胎儿发生唇裂、腭裂、小头畸形、心脏畸形等，出生后发育迟缓、智力迟钝；孕妇服用眠尔通等镇静催眠药，也可导致学前儿童的发育迟缓。

（3）情绪状态的影响。孕妇受到精神刺激，特别是突然的重大刺激，会造成过度的心理紧张，从而引起胎儿的发育异常和障碍。孕妇过激的情绪会使内分泌腺尤其是肾上腺分泌出与情绪平衡时所分泌的不同激素，从而使细胞新陈代谢发生变化，血液内的合成物也发生变化，这些合成物通过胎盘进入胎儿的循环系统，对胎儿发育产生不良影响。

此外，妊娠期接触的环境污染、放射线、烟酒等也会对胎儿的发育造成损害，从而影响其以后的心理发展。

3. 脑损伤或疾病

（1）分娩中的脑损伤。分娩过程中的异常可造成婴儿脑损伤。例如，剖宫产、产钳助产和吸引助产都可能造成新生儿脑组织损伤；产后新生儿窒息，可造成脑组织缺氧性损伤。

（2）脑外伤和脑疾病。受到意外碰撞造成的较严重的脑外伤，以及肿瘤、传染性脑疾病等，会干扰人体内的能量代谢。尤其在体温过高时，会使脑细胞受损，影响智力发育，引起学前儿童适应不良，直接影响学前儿童情绪和行为的稳定性，以及对周围环境的反应方式和对自己的控制能力，使其心理发展迟滞、学习困难、智力低下、产生情绪障碍等。流脑、乙脑会造成严重的后遗症，都可影响学前儿童的智力，诱发一系列行为问题，甚至威胁生命。学前儿童身体运动方面的困难，如动作笨拙、活动过度等也与大脑损伤有关，会成为非直接性的心理障碍。

（二）心理因素

影响学前儿童心理健康的心理因素，主要有气质与性格、需要和动机、情绪、自我意识等。例如，自卑和过分敏感等性格和情绪问题的形成主要是受心理因素的影响。

1. 气质与性格

（1）气质。气质是指一个人典型和稳定的心理活动的动力特征。它具有天赋性质，是与生俱来的"天生的行为方式"，出现最早、变化最缓慢。美国学者托马斯等从养育的角度将学前儿童的气质分成三种类型。①易养型——"容易抚育型"。他们的生理活动规律性强（即饮食、睡眠习惯和大小便都有一定的节律），喜欢探究新事物，适应性强，遇到困难能坚持。②难养型——"护理困难型"。他们的生理活动没有规律；对新事物难以适应；对外界刺激反应强烈，情绪易波动；遇挫折易灰心；遇新奇的事物或人容易产生退缩行为；心境十分消极，容易表现不寻常的紧张反应，如大哭、大叫；发脾气时脸会变色。③兴奋缓慢型——"慢慢活跃起来型"。他们的生活节律多变；初遇新事物或陌生人时往往会退缩，对环境的适应较慢；对外界刺激的反应强度弱；心境带有否定性；活动量小。每个学前儿童最初的气质各不相同，不同气质类型的学前儿童及其行为反应有很大的差别。

（2）性格。性格是个性的核心，是人对客观现实表现出的比较稳定的态度，以及与之相适应的习惯化的行为方式。性格是学前儿童最明显、最主要的心理特征。例如，惧怕、沉默不语、缺乏主动性等行为问题常常发生在性格内向、胆小、拘谨的学前儿童身上；而攻击性行为、爱发脾气等行为问题容易发生在性格外向、暴躁的学前儿童身上。

2. 需要与动机

（1）需要。学前儿童一出生就有了生理的需要，这是人类最基本、最低层次的需要。随着身心的发展，以及与社会接触面的扩大，学前儿童的需要也越来越复杂。学前儿童早期对食物、水、氧气、睡眠、休息、衣着和运动等方面的基本生理需求十分敏感。随着年龄的增长，其需求趋向于更高层次，如果家长只注意满足学前儿童的生理需要，而忽略了学前儿童在安全感、被爱、被尊重、被别人称赞等更高层次上的需要，就会导致他们产生消极情绪或紧张状态，体验到挫折，导致一些问题行为和心理障碍的发生。

（2）动机。动机是在需要的基础上产生的。动机推动人为满足某种需要而积极活动，是人的活动的内在原因。当学前儿童的动机在现实生活中不可能得到满足或不能全部得到满足时，就可产生动机冲突。动机冲突在学前儿童中经常发生，是干扰学前儿童心理正常发展的重要因素，尽管学前儿童的动机冲突不那么复杂，冲突的解决和处理也相对容易，但是有些动机冲突若不能及时和妥善地解决，就会造成学前儿童强烈的情绪波动，从而给他们健康带来威胁。

3. 情绪

情绪是人对客观现实的一种态度体验，主要反映了客观现实与人的需要之间的直接关系。一般而言，积极情绪使人心境愉快、安定、精力充沛、身体舒适；而消极情绪则使人心境压抑、焦虑、精力涣散、身体衰弱。焦虑和恐惧两种消极情绪对学前儿童心理健康的影响非常显著。马斯洛认为，焦虑与人类的身心需要能否得到满足有关。假如学前儿童的安全、爱与归属、自尊等需要得不到满足，可能产生焦虑情绪。恐惧常与焦虑联系在一起，恐惧是学前儿童时期经常发生的情绪。许多儿童不仅对某些特殊事物感到恐惧，而且常常害怕其他正常事物或未发生的事物，如怕动物、怕陌生人、怕被丢失、怕死等。学前儿童在恐惧状态下，常伴随着一系列的生理变化，而生理功能的紊乱会影响机体的健康状况和认知水平，使学前儿童产生心理问题。

4. 自我意识

自我意识是个性的组成部分，是衡量个性成熟水平的标志，是整合、统一个性各个部分的核心力量，也是推动个性发展的重要因素，对人的心理活动和行为起着调节作用。正确地认识自我是学前儿童使自己的行为适应环境的基本条件之一，对学前儿童个性的发展和行为的适应性具有重要的影响。

学前儿童往往根据别人的评价和态度、自己的生活和体验，以及与别人的比较来认识自己。不适当的自我认识会影响他们的自我评价。随着年龄增长，学前儿童的自我评价会逐渐接近客观事实。学前儿童到了一定的年龄，如果自我评价过高，就会阻碍其个性的健全发展；如果自我评价过低则容易缺乏自信心，表现为沉默寡言、行为退缩、不合群，其个性和行为也会因此出现问题，难以适应多变的社会生活。因此，有良好的自我认识和自我评价能力，同时又善于在各种冲突和挫折情境中做出正确的调节，把握自己的认知活动、情感态度和动作行为，才能逐渐形成良好的个性特征，维持心理的健康。

（三）社会因素

影响学前儿童心理健康的社会因素主要有家庭、托幼园所、社会生活环境等。随着学前儿童年龄的增长，他们经历了由简单到复杂的社会环境。社会环境的飞速变化，使他们的物质生活环境和精神生活环境都发生了巨大的变化。这些变化或有益于他们的心理健康，或给其正常的心理发展带来不良影响。

1. 家庭

家庭是社会的基本单位，是学前儿童最早接触的社会环境，也是学前儿童个性社会化的主要场所，对学前儿童身心健康发展十分重要。家庭结构和功能、家长的教育能力、家长对孩子的期望水平、家长的教育方法和教养态度、家长的职业和社会经济地位、家庭的物质条件和氛围、家长的生活习惯和兴趣爱好等，都与学前儿童的心理健康有着密切的关系，并最终影响他们的行为和人格。

父母的离异可能会让孩子生活在破裂的家庭中，得不到应有的关怀和照顾，缺少和睦的家庭气氛，对"新"家庭难以适应，没有安全感和幸福感，出现孤独、不合群等现象。近年来，随着我国"二孩"政策的全面放开，家庭成员的精力和关注度的转移，许多学前儿童也会产生不同程度的心理问题，家长需要注意培养他们的安全感和归属感。

家长的教育态度和方式对孩子健康的心理形成也起着重要作用。家长的教养态度一般可分为四种类型，即专制型、溺爱型、放任型（冷漠型）、民主型。只有民主型的家长才是有利于孩子健康成长的，民主型家长对孩子既关心爱护，又严格要求，能够满足孩子合理的需求，尊重孩子不同的意见，理解孩子受挫时的心情。民主平等的态度有利于建立美好和睦的家庭，家庭成员相互尊重、理解，观点一致。在这样的家庭中，父母与孩子关系融洽，有利于培养孩子正直、诚实、善良、活泼、开朗、关心他人的良好心理品质。

2. 托幼园所

托幼园所是学前儿童最早加入的集体教育机构。托幼园所的各种教育教学活动，都是在有目的、有计划、有组织的安排下进行的。应当说，托幼园所是促进学前儿童身心健康发展最理想的场所。但在教育实践中，相当多的托幼园所教育观念陈旧，教育态度和教育方法缺乏科学性，成为学前儿童心理健康问题产生的原因之一。

关键期的理论

托幼园所中对学前儿童影响显著的有师幼关系和同伴关系。师幼关系对学前儿童行为的影响直接作用于学前儿童心理的健康发展，其中起主导作用的是教师的教育思想、教育态度、教学方法和人格特征。良好的同伴关系是学前儿童心理健康的必要前提。良好的同伴关系应该是和睦的、互助互爱的，这样学前儿童就会乐观、积极、合作、分享、友爱，形成和发展积极的自我观念，学会与别人友好相处，养成合作性行为，为学前儿童今后适应社会生活打下良好的基础。

3. 社会生活环境

学前儿童与其他人群一样，都生活在复杂的社会关系中，社会生活环境中的各种因素都在不同程度上影响着学前儿童的心理健康。在现代社会中，人们经常处于紧张状态中，心理上的冲突、压力和焦虑不断增加。社会价值观的多元化对学前儿童产生了不可低估的影响，进一步影响了他们的心理健康。单元房或高层住宅使城市学前儿童的生活环境优化，有利于他们学习和休息，但同时也导致学前儿童的活动空间明显缩小。长期生活在单元楼房内的学前儿童户外活动较少，易形成孤僻、脆弱、暴躁等不良性格。

电视、手机等多媒体在现代家庭中已成为学前儿童日常生活的重要伙伴。这些科技产品使学前儿童知识量、信息量剧增，视野空前开阔，但看电视、玩手机等也给学前儿童的行为发展带来了负面影响，使得他们只是被动接收信息，缺少主动交流，容易产生孤独、沉默、退缩、自私等不良行为。电视看得过多，与同伴之间交往的机会就会随之减少；观看的内容若无人指导、不加选择，也会使学前儿童从中学到侵犯性行为。

在学前儿童心理发展过程中，生理因素、心理因素和社会因素相互影响、相互制约。生理因素是基本因素，社会因素通过心理因素来实现，它们错综复杂地交织在一起，对学前儿童的心理健康产生影响。因此，在对学前儿童进行心理健康教育时，必须充分考虑各种因素的作用，采取合理有效的措施促进其心理健康发展。

任务2　学前儿童常见心理问题卫生与保健

情景导入

经常有家长反映："孩子都上大班了，可还是那么胆小，甚至带他去公园玩滑滑梯，他都在上面不敢下来，还吓得哭了起来，引来其他家长和小朋友围观。我到底该怎么办呀？"

思考：分析孩子胆小的原因，并向家长提出家庭教育中的应对措施。

知识精编

一、学前儿童心理问题的主要鉴别方法与常见类型

（一）学前儿童心理问题的主要鉴别方法

学前儿童的心理问题常常会通过各种行为方式表现出来，所以，人们总把心理问题称为行为问题。其实，正常行为与异常行为并没有明确的界限，它们之间存在一个量变的过程，这就给问题行为的及时检查和准确诊断带来一定的困难，也就无法精确地统计学前儿童行为问题的发生率。

所谓压力，是指身体对于生理或心理因素引起的反应，而身体的反应最常表现的方式就是紧张。偶尔的压力不会造成问题，但是经常性的压力会引起许多问题，这是因为压力本身会积累，由一种情形造成的压力会与另外情形造成的压力形成叠加。学前儿童对于压力的忍受程度很低，有的学前儿童在压力下容易生病，有的学前儿童的发展会变得迟缓（早在20世纪60年代，西方就有学者进行了压力与学前儿童身体疾病之间关系的研究），也有学前儿童可能会在团体中退缩或紧张，另一些学前儿童则会表现得易怒而出现攻击性、破坏性行为。

总体来说，学前儿童常见心理问题的鉴别方法主要有以下三个方面。

一是行为不足。学前儿童是否有某些异常行为表现，包括人们所期望的行为很少发生或从未发生，如很少说话或不与其他学前儿童交往等。

二是行为过度。学前儿童的行为表现程度是否正常，是否某一类行为过多，如多动等。

三是行为不适当。异常行为表现是否处于特定环境下，行为表现是否与年龄相符，某种行为是否在不适当的情境下发生，如悲伤时大笑。

（二）学前儿童心理问题常见类型

学前儿童在发展的过程中，由于受到生理、心理及社会等多方面因素的影响，有为数不少的学前儿童会在其发展的某些阶段里，或多或少在情绪或行为上出现轻微偏异，如情绪不稳、爱发脾气、任性、冲动、多动、以自我为中心、破坏性行为、敏感、多疑、胆怯、退缩、害羞、过分谨慎、自卑、忧郁、孤僻、冷漠、依赖性强等。也有一些学前儿童会出现相对较重的心理问题，如夜惊、梦魇、遗尿症、神经性厌食、神经性呕吐、口吃、选择性缄默症、多动症、攻击性行为、吮吸手指、咬指甲、习惯性阴部摩擦等。

（三）学前儿童心理问题的常见治疗方法

1. 行为治疗

（1）含义。行为治疗是指应用学习原理改变或消除不良行为或症状，并教以顺应社会的良好行为的心理治疗方法。行为治疗者认为，异常行为与正常行为一样，都是学习的结果。那么改变或消除异常行为的最好方法就是摒弃不良行为习得的经验或者重新学习正常行为。

（2）内容。行为治疗的内容包括帮助学前儿童学会某些技能，增加学前儿童正常行为的习得，减少和改变学前儿童某些不良、异常的行为。

（3）适用性。行为治疗适用于治疗恐怖症、强迫症和焦虑症等神经症，抽动症、肌痉挛、口吃、咬指甲和遗尿症等习得性的不良习惯，贪食、厌食等自控不良行为，轻型抑郁状态及持久的情绪反应，等等。

（4）主要方法。①系统脱敏法。系统脱敏法是通过系统训练，采取一定的步骤，按照敏感事物的刺激强度由弱到强、由小到大逐渐训练其心理承受能力，增强适应力，从而达到对敏感事物不产生"过敏"反应。系统脱敏疗法多用于治疗焦虑症、恐怖症等神经症状。②阳性强化法。阳性强化法是指在学前儿童改正某种不良行为之后，对其加以奖励，从而增加正常行为的发生频率。对于应强化的行为鼓励必须要及时、明确，如可对学前儿童说"你今天的吃饭表现很好"而不是说"你是个好孩子"。阳性强化法多用于矫正胆小、退缩、多动症等不良行为。③消退法。消退法是指通过撤销促使某些不良行为发生的强化因素，从而减少这些行为发生的行为矫正方法。简单地说，消退法就是对不良行为不予关注、不予理睬。那么，这种行为发生的频率就会下降，甚至消失。例如，当学前儿童说脏话时，如果成人觉得有趣而开怀大笑，这就是对不良行为的阳性强化，会增加学前儿童说脏话的频率；如果成人对学前儿童说脏话的行为不予理睬（清退化处理），学前儿童会因为没人关注而觉得无趣，可以慢慢消除这种不良行为。消退法常用于矫正学前儿童的攻击行为、暴怒发作、多动症等不良行为，并常与对正常行为的阳性强化法同时使用。④暂时隔离法。暂时隔离法是指将阳性刺激物暂时隔离，以达到纠正不良行为的目的。暂时隔离的环境应是安静、安全的，否则，学前儿童可能在环境中找到其他乐趣，无法达到隔离反省的效果。注意：隔离的时间不要过长，一般为3～5分钟，且不要将学前儿童隔离在黑暗恐怖的地方。暂时隔离法常用于矫正学前儿童的暴怒症、攻击行为、执拗行为、破坏行为等不良行为。

2. 游戏治疗

（1）含义。游戏治疗是将心理治疗推向非语言的"王国"，以游戏作为交流媒介而形成的一种特殊的心理治疗方法。

（2）具体做法。为儿童创造游戏条件，让他们做自己想做的事情，没有人与他们争夺玩具，不需要遵守规则，以此来宣泄儿童内心的各种抑郁，满足他们的各种欲望。成人则在另一房间观察儿童在游戏中的行为表现、运用玩具的情况；有时成人也可出现在儿童面前，引导他们运用某种玩具，从中考察儿童所表现出来的感受体验，并向他们解释。通过这个过程，儿童的潜意识经验就会变成有意识经验，从而能自我控制或摒弃不良行为，达到治疗的目的。

（3）适用性。游戏治疗主要适用于学前儿童的攻击行为、焦虑、抑郁、注意力难以集中、违纪行为、社会适应障碍、思维障碍、应激综合征等。

3. 家庭治疗

家庭治疗是以家庭为对象实施的集体心理治疗模式，目的是消除家庭中存在的异常的、病态的情况，以执行健康的家庭功能。家庭环境与学前儿童的学习障碍、自我意识、问题行为及个性密切相关。父母不良的养育方式，如对子女过分严格、过度溺爱或忽视，易使子女患神经症。家庭治疗不着重于家庭成员个人的内在心理构造与状态的分析，而将焦点放在家庭成员的互动与关系上，从家庭系统角度解释个人的行为与问题，因为个人的改变有赖于家庭整体的改变。

二、学前儿童情绪障碍的表现及防治

情绪障碍表现为焦虑、恐惧、强迫、羞怯等情绪异常，在男、女学前儿童中的发生率较接近。其预后相对较好，随着学前儿童年龄的增长，大部分学前儿童的情绪障碍会自然消失，只有少数人在成年后有神经性障碍或抑郁表现。

（一）儿童期恐惧

儿童期恐惧是指学前儿童对特定的事物（动物、人、物品等）或情景所产生的过分恐惧和回避反应。

1. 表现

不同年龄阶段学前儿童对某些物体和特殊情境等会产生程度轻、时间短的恐惧，之后恐惧心理很快消失，应视为正常。但如果恐惧较严重，或到了一定的年龄仍不消退，则会明显地影响学前儿童正常的生活、学习和交往等，影响他们心理的健康发展，有的甚至会形成恐惧症。不同年龄阶段学前儿童的恐惧对象不同，如 0～6 个月会恐惧噪声、突然而来的声响、身体陡然失去支撑等；6～9 个月会恐惧一般意义上的陌生人、生疏的环境、浴缸排水等；1 岁会恐惧和父母分离、外伤、排便等；2 岁会恐惧想象中的怪兽、强盗、死亡等；3 岁会恐惧狗、孤独一人等；4 岁会恐惧黑暗等；6～12 岁会恐惧上学、外伤、自然灾害、社交等。

2. 原因

（1）特殊刺激引起的直接经验。例如，巨响会使婴儿产生本能的惊恐反应。如果当巨响出现时，在婴儿面前放一只小白鼠（婴儿本不怕它），这样多次让巨响和小白鼠同时出现，原先不引起恐惧反应的小白鼠即可使该婴儿出现恐惧反应。而且这种条件反射建立起来的恐惧反应可以泛化，使这个婴儿害怕所有白色的东西。

（2）恐惧是一种共鸣。当学前儿童看到父母或家庭其他成员对某种外界刺激或情境表现出过度的恐惧和做出回避反应时，即可通过共鸣性的学习对同样的刺激也表现出恐惧情绪。即大人的言行"吓着"了孩子，使他们学会了"怕"。

（3）恐惧是受恐吓的结果。有些大人为了让不听话的学前儿童就范，常使用恐吓的办法。学前儿童年幼无知，还分不清真假、虚实，他们相信大人信口胡编的话。恐惧就像个幽灵，躲在学前儿童的潜意识里。

3. 防治策略

（1）鼓励学前儿童观察和认识自然现象，懂得一些粗浅的科学道理。例如，电闪雷鸣时给学前儿童讲讲雷公公的故事，或尝试教处于恐惧情境中的学前儿童学会如何应对。

（2）禁止采用恐吓、威胁的方法教育学前儿童，禁止学前儿童看恐怖影视、书籍和图片。

（3）鼓励学前儿童多参加集体活动和游戏，培养其不畏困难、勇敢坚强的意志，克服恐惧心理。

（二）屏气发作

屏气发作又称呼吸暂停症，是一种呼吸系统的神经症，3岁以下的学前儿童比较多见。

1. 表现

屏气发作是在遇到发怒、惊恐或不如意的事时，突然出现急剧的情绪爆发，旋即发生呼吸暂停。轻者呼吸暂停 0.5～1 分钟，面色发白，口唇发绀；重者呼吸暂停 2～3 分钟，全身强直，明显发绀，意识丧失，出现抽搐，随后肌肉松弛，呼吸恢复正常。

2. 原因

由于某种心理诱因的触发所致，如恐惧、发怒、疼痛或受到挫折等，约 30% 的患儿有家族史。

3. 防治策略

（1）尽量消除可引起学前儿童心理紧张的各种因素。家长要注意亲子关系和学前儿童早期生活的环境，尽可能地解除或减轻学前儿童的心理紧张和矛盾冲突，避免可能触发屏气发作的各种因素。

（2）不要溺爱学前儿童。家长千万不要因为学前儿童有屏气发作的症状而过度地将其保护起来，认为他不能受任何刺激，对他百依百顺；而应进行正确的教养，既要让学前儿童感受到家庭的温暖，又要对他有严格的要求，使学前儿童学会耐受挫折、克服困难，逐渐减少发作次数。

（3）对于因缺铁性贫血所致的发作，应在医生的指导下补充铁剂，纠正贫血；同时注意合理的膳食，多吃些富含铁的食物。

（4）对正在发作的学前儿童，家长要镇静，应立即松开学前儿童的衣领、裤带，使其侧卧，轻轻扶着学前儿童。学前儿童恢复正常后，可以用给他讲故事、与他一同游戏等方法转移他的紧张情绪。

（三）暴怒发作

1. 表现

暴怒发作的表现是在个人要求或欲望得不到满足时，或在某些方面受到挫折时，就哭闹、尖叫、在地上打滚、用头撞墙、撕扯自己的头发或衣服，以及出现其他发泄不愉快情绪的过火行为。学前儿童在暴怒发作时，他人常无法劝止他的这些行为，除非其要求得以满足或无人给予理睬才会停止。暴怒发作在 3～6 岁学龄前儿童中比较常见。

暴怒发作

2. 原因

学前儿童的暴怒发作是通过学习产生的，即暴怒发作最初可能由于遭受挫折而引起，其后，可能由于受到环境中其他人对此事的态度、问题的结局等因素的影响得以维持。例如，在学前儿童暴怒发作时，母亲做了让步以期望中止学前儿童的暴怒发作，但是母亲的行为却起到了助长其暴怒发作的作用，而其他学前儿童又通过模仿学习了这种行为。

3. 防治策略

（1）预防学前儿童的暴怒发作，应从小培养他们讲道理、懂道理的品质，不要溺爱和迁就学前儿童。在第一次发作时，家长不要妥协，坚持讲道理，不迁就学前儿童不合理的要求。

（2）从小培养学前儿童合理宣泄消极情绪的意识，让他们从小就懂得一些疏泄心理紧张的方法，并在生活中加以运用。

（3）对于少数暴怒发作行为较严重的学前儿童，应该给予行为治疗。例如，当学前儿童暴怒发作时，将其暂时安置在一个单独的房间里给予短暂的隔离，使他的暴怒发作不引起他人的注意，从而使其发作的频率逐步降低。

◎ 案例材料

生活老师在分发午餐，午餐有土豆，佑佑抱怨说："我不想吃土豆！我不要吃土豆！"昕昕老师走过去说："土豆有营养，你要吃。"佑佑继续哭闹着说"不想吃土豆……"

这时，昕昕老师不能因为佑佑的哭闹而让步妥协，也不应该忽略佑佑的情绪不管不问，她可以停下手中的工作，和佑佑进行对话："你刚才用很难听的语气说话，老师听了很不舒服，如果你不信，老师也用这样的语气跟你说话（模仿佑佑的语气说话）……"昕昕老师接着认真地告诉佑佑："如果你那样说话我就会关起我的耳朵装作没听见。如果你这样说（老师示范正确的表达方式），老师才会听到。"

◎ 分析

通过类似与学前儿童的对话，成人先告知学前儿童他们对情绪事件的感受和评价，能帮助学前儿童针对不同的情绪体验使用恰当的情绪标签、运用适宜的情绪表达规则并演示具体的情绪调节策略，从而促进学前儿童情绪调节能力的发展。

（四）学前儿童焦虑症

学前儿童焦虑症是一种以焦虑情绪、不安行为为主的情绪体验，常伴有植物性神经系统功能紊乱，是一种较为常见的情绪障碍。这种焦虑没有具体的指向性，但总觉得要有不祥的事要发生，如大祸临头一般惶惶不安。

1. 表现

（1）分离性焦虑，多见于学龄前儿童。当学前儿童与依恋对象（通常是父母）分离时，因过度担忧依恋对象和自己的安全，过度害怕分离或害怕与依恋对象再也不能相聚而表现出焦虑行为，如哭泣、身体不适（胃痛、头痛、恶心、呕吐）、逃避（拒绝分离、退缩）等。

（2）过度焦虑反应，多见于学龄前儿童，表现为对未来过分担心忧虑和不切实际的烦恼。学前儿童常担心学习成绩差、怕黑、怕孤独，常为一些小事烦恼不安、焦虑。患儿往往缺乏自信，对事物反应敏感，有自主神经系统功能紊乱的表现。

（3）社交性焦虑，表现为与人接触或处在新环境时出现持久而过度的紧张不安、害怕，并试图回避，恐惧上托幼园所或上学，有明显的社交和适应困难。

2. 原因

（1）遗传因素。大约15%的焦虑症患儿，其父母也患有焦虑症。在具有焦虑症状的单卵双生儿中，同病率为50%。

（2）父母的教养方式不良。父母一方面对学前儿童过分严厉、苛刻、干涉，另一方面又让学前儿童依附于自己，容易造成学前儿童无所适从的矛盾心理。父母对学前儿童的过分呵护、娇惯和溺爱，使学前儿童依赖性强，独立性差，面对分离及陌生环境时不能接受和适应，容易产生焦虑。

（3）负性生活事件。学前儿童与父母突然分离、遭遇不幸事故、亲人病重或死亡、父母离异，或在托幼园所受挫等负性生活事件，会造成学前儿童无安全感，并容易产生焦虑。

3. 防治策略

（1）父母应采取科学的学前儿童教养方式，建立良好的亲子关系。父母，尤其是母亲，如果对学前儿童多关爱、理解、接纳，对学前儿童的需求敏感，富有耐心，就容易建立安全依恋型的亲子关系，这有利于学前儿童获得安全感，减少焦虑。同时，家长应对学前儿童有合理的要求，既不溺爱，也不苛求，从各个方面帮助学前儿童树立克服困难的信念，培养其坚强的意志和开朗的性格。

（2）引导学前儿童多接触外部世界，多与人交往。鼓励学前儿童积极探索周围事物，保护其好奇心，提供其与人交往的机会，开阔学前儿童的视野，以使学前儿童不惧于接触外部世界。上托幼园所前，多带学前儿童去熟悉托幼园所环境，多让其与同龄儿童玩耍，并带其和老师认识，减少对环境的陌生感。教师要特别关心学前儿童，与之交谈，鼓励学前儿童与他人交往。

（3）学前儿童产生焦虑时，应转移他们的注意力，避免他们对焦虑情绪的反应过于激烈，并将其固化形成习惯。母亲对分离焦虑的学前儿童态度要温和、平静、不急躁，离开学前儿童时不要徘徊不定、犹豫不决（否则易使学前儿童感觉母亲焦虑、不安，因此更加不安），要面带微笑地对学前儿童说"再见"，让学前儿童感觉到分离是自然的。切记不要在学前儿童看不见的时候偷偷溜走，这样会使学前儿童变得更加焦虑。

三、学前儿童睡眠障碍的表现及防治

学前儿童睡眠障碍是指在睡眠过程中出现的各种心理行为的异常表现，主要包括夜惊、梦魇等。

（一）夜惊

夜惊是指睡眠时所产生的一种惊恐反应，属于睡眠障碍。

1.表现

在睡眠中惊醒，从床上突然坐起、两眼瞪直、惊慌失措或哭喊出声，表现出恐惧、害怕、惊慌、焦虑等神情。这时如果叫他，通常难以唤醒，对于他人的安抚，他一般不予理会。夜惊的发作可持续数分钟，发作后仍然能平静入睡，睡醒后基本上对此事没有记忆。

2.原因

（1）精神紧张、焦虑不安。例如，离开亲人进入陌生环境，受到成人的严厉责备，睡前看比较紧张、恐怖的电视，或经常听一些情节较紧张的故事等，都会导致精神紧张、焦虑不安。

（2）不良的睡眠习惯。例如，睡眠时将手压在胸口上等。

（3）躯体患有疾病。例如，因鼻咽部位患病而引起睡眠时呼吸不畅，或患有肠道寄生虫病等。

3.防治策略

消除引起学前儿童精神紧张、焦虑不安的各种因素；注意培养学前儿童良好的睡眠习惯；如果学前儿童患有躯体方面的疾病，应及早进行治疗。随着夜惊诱因的解除及学前儿童年龄的增长，大多数学前儿童的夜惊会自行消失。

（二）梦魇

梦魇是指以做噩梦为主要表现的一种睡眠障碍。

1.表现

由于学前儿童在做噩梦时处于极度的紧张、恐惧、焦虑之中，以致大声哭喊而惊醒。惊醒后，学前儿童仍表现出短暂的精神紧张、焦虑不安，但能向他人叙述噩梦中的某些片段，表达其恐惧、焦虑的体验。随后不多时，学前儿童可以完全摆脱对梦境的恐惧情绪，再度入睡。

2.原因

（1）精神紧张、焦虑不安。例如，学前儿童遭受挫折，受到惊吓，睡前看了较紧张、恐怖的电视，或听了情节较紧张的故事等。

（2）不良的睡眠或饮食习惯。例如，睡眠时将手压在胸口上，睡前吃较多

的食物等。

（3）躯体患有疾病。例如，因患呼吸道疾病而引起睡眠时呼吸不畅，或患有肠道寄生虫病等。

3. 防治策略

消除引起学前儿童精神紧张、焦虑不安的各种因素；培养学前儿童良好的生活习惯，使学前儿童的生活有规律；如果学前儿童患有躯体方面的疾病，应及早治疗。

四、学前儿童遗尿症的表现及防治

尿床对于较小的学前儿童来说是比较普遍的现象，但学前儿童到了四五岁以后，仍然经常性地出现不自主的排尿现象，则应视为患有遗尿症。由于遗尿多发生于夜间，故也称夜尿症。在患遗尿症的学前儿童中，通常男学前儿童多于女学前儿童。

（一）原因

一是由于精神紧张而引起大脑皮质功能失调。例如，精神受到创伤，受到惊吓，对生活环境的改变不能适应等。遗尿本身也是一种精神紧张的刺激，因而反过来又会加重遗尿现象。二是没有养成良好的排尿习惯。三是白天疲劳过度，引起夜间睡眠过深。四是躯体患有疾病，如膀胱炎、糖尿病等。

（二）防治策略

消除引起学前儿童精神紧张的各种因素，包括学前儿童因遗尿后产生的心理压力，帮助学前儿童逐步树立起克服遗尿的信心。安排好学前儿童的生活，避免学前儿童白天过累，晚间应适当地控制学前儿童的饮水量；培养学前儿童良好的排尿习惯。对于患有躯体疾病的学前儿童，应及早进行治疗。同时，也可以配合进行行为治疗、药物治疗等。

五、学前儿童进食障碍的表现及防治

（一）神经性厌食

神经性厌食是指由于心理因素而引起的一种进食障碍。

1. 表现

对食物缺乏兴趣，没有食欲，进食量很少，如果强迫进食则易引起呕吐。

2. 原因

（1）精神紧张。例如，受到强烈的惊吓，家庭关系紧张，对新环境不适应，离开亲人等。

（2）家长过分注意学前儿童的进食量，强迫学前儿童进食。

3. 防治策略

消除引起学前儿童精神紧张的各种因素，使学前儿童能精神放松、情绪愉

● 笔记栏

快。成人要改变不良喂养方式，不要强迫学前儿童进食，同时，积极地为学前儿童营造轻松、愉快的进餐环境。如果能有其他学前儿童与其一同进餐，则可以起到较好的矫治效果。

（二）神经性呕吐

神经性呕吐是由于心理因素引起的进食障碍。

1. 表现

大多数呕吐发生在进食后或某种特定情境下，呕吐时无痛苦。进食之前对食物缺乏兴趣，没有食欲，进食量减少。80%以上患者起病于6岁前。

2. 原因

（1）最初可能由于饮食不当或过饱引起呕吐。家长过分注意学前儿童的进食量，强迫学前儿童进食。

（2）精神紧张。例如，受到强烈的惊吓，家庭关系紧张，对新环境不适应，突然离开亲人等。

3. 防治策略

（1）改变不良的喂养方式，不要强迫学前儿童进食。当学前儿童出现呕吐时，家长或教师要保持镇定，避免用语言、表情等暗示和强化。

（2）消除引起学前儿童紧张的各种因素，营造轻松、愉快的进餐环境，使学前儿童精神放松、情绪愉快。如果能有其他学前儿童与其一起进食，则可以起到较好的矫治效果。

（3）鼓励学前儿童参加体育活动，增强体质。

（4）呕吐严重者，会因脱水、电解质不平衡、缺钾导致肌肉瘫痪和腹痛，应及早送医院诊治。

六、学前儿童语言障碍的表现及防治

（一）口吃

口吃是指在说话时不自主地在字音或字句上，表现出不正确的停顿、延长和重复现象，是一种常见的语言节律障碍。

1. 表现

口吃的学前儿童在说话时通常还伴有情绪激动、跺脚、拍腿、摇头、瞪眼等表现，而且常有自卑、胆怯、退缩、少言寡语、孤独、不合群等消极的心理特征。在患口吃的学前儿童中，通常男学前儿童多于女学前儿童。

2. 原因

（1）精神紧张。例如，家长对学前儿童的期望过高，对学前儿童的态度过于严厉；由于父母离异、强烈惊吓等，使学前儿童受到精神上的刺激。口吃本身又会加剧学前儿童心理的紧张程度，因而，当学前儿童处于激动、紧张等状态时，其口吃现象会表现得更为严重。

（2）模仿。学前儿童具有好模仿的特点，由于觉得口吃者讲起话来很好玩，于是经常加以模仿，时间长了便形成习惯。

（3）成人教育上的失误。两三岁的学前儿童，正处于语言发展的迅速时期，由于他们还不能迅速地选择词汇或不能迅速地组句，有时会表现出重复、延长某一个字或语言不连贯、不流畅的现象。这在学前儿童语言发展的过程中属正常现象，是一种发育性的口吃，而不是真正的口吃。随着学前儿童年龄的增长，发育性口吃会逐渐消失。但如果在这一阶段中，成人经常对此加以纠正、训斥或模仿，无形之中会起到一种强化的作用，引起学前儿童对自己说话的过分注意，使学前儿童担心自己说话不流利，精神变得紧张，这样口吃就会更加严重，结果反而真的形成了口吃。

3. 防治策略

消除引起学前儿童精神紧张的各种因素，成人应用平静、柔和的语气与学前儿童说话，引导学前儿童不要着急、慢慢地说，绝不要对学前儿童口吃现象进行指责或过度纠正。同时，成人也应注意周围的环境，尽可能避免学前儿童因口吃遭到周围人的嘲笑或模仿。引导学前儿童练习朗读儿歌、练习唱歌，或配以专门的训练，也是帮助学前儿童矫正口吃的好方法。对于学前儿童在语言发育过程中出现的说话不流畅现象，成人应正确对待，不要让学前儿童对说话感到紧张和不安。

（二）语言发育迟缓

语言发育迟缓是由于大脑发育迟缓而造成的言语障碍，可分为接受性言语障碍和表达性语言障碍。

1. 表现

口语明显落后于同龄学前儿童，到相应年龄仍不能讲完整的句子，甚至仅能讲少数单字，有的表现为讲话词不达意或构音不清。例如，2 岁时尚不能说单字，或 3 岁时尚不能说短语。

2. 原因

智力低下、听力障碍、发音器官疾病、中枢神经系统疾病、语言环境不良等因素均是学前儿童语言发育迟缓的常见原因。

（1）脑组织的有关部位功能发育不完善。严重的营养不良或慢性的消耗性疾病，会影响学前儿童语言中枢的正常发育。

（2）缺少言语刺激、教育和训练。例如：学前儿童的生活环境比较单一或长期受到忽视，缺乏语言锻炼和语言教育机会；父母溺爱，学前儿童不需要开口，各种需求就能得到满足；父母都比较内向，话语较少，也就少了语言刺激等。

（3）听力障碍、孤独症、精神发育迟缓、儿童精神病等都可导致语言发育迟缓。

3. 防治策略

仅患有表达性语言障碍的学前儿童，一般随着年龄的增长，不经治疗也可以逐渐获得正常的语言能力。而患有接受性言语障碍的学前儿童则需要经过特殊的训练，才有可能获得语言能力，而且在其成年后一般在语言功能和社会适应方面会出现一定的缺陷。具体方法如下。

（1）采用神经营养治疗，促进大脑发育，完善语言功能。

（2）言语表达训练。言语表达训练越早越好，家长可参与训练过程，家园同步训练。可先让患儿倾听各种声音，并告之名称；再要求患儿模仿教师口型发音，发音应从简单到复杂；然后让学前儿童听语音指物，再指物说名称；接着学习简单的口语对话；最后学念儿歌。这样遵循了正常语言的发展历程，可为矫正患儿行为提供系统化的语言训练。

七、选择性缄默症、多动症、孤独症的表现及防治

（一）选择性缄默症

选择性缄默症是指并无器质性损伤或病变，只是由于心理因素而引起的在言语交往上选择性地保持缄默不语的状态。这是一种保护性的反应。

1. 表现

患选择性缄默症的学前儿童，通常在人多的场合面对陌生人时，长时间地保持沉默不语，只在亲人面前才开口说话。选择性缄默症多发生于3岁以上的学前儿童。在选择性缄默症患儿中，通常学前女童多于学前男童，而且多见于较敏感、胆小、体弱的学前儿童。

2. 原因

选择性缄默症的形成主要是由于学前儿童的心理因素，如学前儿童精神紧张、恐惧、焦虑不安等。

3. 防治策略

消除引起学前儿童心理紧张的各种因素，使学前儿童能在轻松、愉快的环境中生活和活动。培养学前儿童广泛的兴趣，积极鼓励学前儿童参加各种游戏活动。成人不要过多地注意学前儿童的表现，更不要批评、训斥或逼迫学前儿童说话，否则会使学前儿童的紧张心理加剧，甚至导致学前儿童产生逆反心理，不利于矫治。对于选择性缄默症较严重的学前儿童，可以请儿童精神科医生帮助治疗。

（二）多动症

多动症是"多动综合征"的简称，也称为"注意缺陷与多动障碍"或"轻微脑功能失调"，是一类以注意障碍为突出表现、以多动为主要特征的儿童行为问题。多动症一般在3岁左右就会起病，学前男童多于学前女童。

1. 主要表现

（1）活动过多、不能静坐，常干扰别人的活动，活动无目标。

（2）动作笨拙，精细动作的能力较差。

（3）注意力不易集中、易转移，做事常常有始无终。

（4）易发脾气，易兴奋激动，易情绪波动。

（5）有冲动行为和攻击行为，行为易变，对动物残忍。

（6）难于遵守集体活动的秩序和纪律等。

（7）学习困难。多动症学前儿童的智力水平一般都正常，但注意缺陷和多动的直接结果是不能有效地输入信息，从而导致学习失败。多动症学前儿童学习困难的具体表现是视听辨别能力低下、手眼协调困难、实时记忆困难；写字凌乱歪扭，时间方位判断不良，辨别立体图困难；不能把握整体，精细动作发展不够完善。

以上这些表现，并非每个多动症患者都具备，而且其表现的程度也并非完全一样。家长、教师可以根据学前儿童的情况，结合儿童多动症评定表（参考表4-2）判断学前儿童的多动症表现程度，并将多动的学前儿童与多动症患者进行区分。

表4-2　多动的学前儿童与多动症患者的区别

区分面	多动的学前儿童	多动症患者
注意力方面	做喜欢的事情时，能专心致志地去做，并且不喜欢别人的干涉和影响	很少有兴趣爱好，无论何时何地都不能较长时间地集中注意力，具有与年龄不相称的明显症状；注意集中困难和注意持续时间短暂，注意力缺损；经常显得不安宁，手足小动作多，容易因外界刺激而分心，难以从事安静的活动或游戏
目的性方面	玩耍和做某一件事情时有目的性，并有计划性和适当地安排	行动常常是冲动式的，做事不顾及后果、凭一时兴趣行事，常与同伴发生打斗或纠纷，造成不良后果。做事情逻辑非常混乱或无序，也不能有始有终地完成一件事情
自制力方面	在严肃、陌生的环境中有自我控制能力，会察言观色并且开始收敛自己，不再胡乱吵闹	缺乏自制力，在别人讲话时插嘴或打断别人的谈话，不能耐心地排队等候。常被指责为"不识脸色"，情绪不稳定

2. 原因

学前儿童多动症产生的原因和机理很复杂，一般认为它是多种因素共同作用的结果，如遗传因素、脑损伤、代谢障碍、铅中毒及不良的教育方式等。

3. 矫正策略

多动症症状可随年龄的增长逐渐消失，但是由于多动症患者所表现出来的行为会影响周围人对他们的态度，会引起成人对他们的不断干预。这些都将对他们的心理发展产生重要影响，因此应及早地进行矫治。

（1）优化家庭环境，改变不正确的教养方式。恰当适宜的教育可减轻患儿的心理压力，要多鼓励、多表扬学前儿童，不断增强其自尊心和自信心，千万不能忽视他们，更不可批评、讽刺、打骂学前儿童。

（2）严格作息制度，并增加文体活动。要培养患儿良好的生活学习习惯，让其有规律地、愉快地生活。同时鼓励他们多参加小组或集体活动，并逐步引导他们遵守一定的行为规范。

（3）行为疗法。行为疗法主要是对患儿进行特殊训练，如开展视觉注意力训练、听觉注意力训练、动作注意力训练等活动，通过训练延长患儿注意力集中的时间，提高患儿的自制力和注意力。

（4）饮食疗法。近年来有研究发现，多动症患儿不宜服用水杨酸盐类药品；应不吃或少吃含水杨酸盐较多的食物，如西红柿、苹果、橘子、杏等；食品中少加人工调味品、食用色素等。

（三）孤独症

孤独症又称自闭症，是一种较为严重的发育障碍性疾病，一般发生于3岁以内学前儿童，起病缓慢。

1. 表现

（1）社会交往障碍。出现孤独、退缩等现象，缺乏与人交往、交流的倾向；对亲人没有依恋之情，不能领会表情的含义，也不会表达自己的要求和情感；对周围的事漠不关心，目光游离不定。

（2）语言交流障碍。语言发育落后，或者在正常语言发育后出现语言倒退，或者语言缺乏交流性。例如，患儿常重复模仿某句话、广告词等，而且不会使用人称代词，常将"你""我"颠倒使用，常自言自语，无视他人。

（3）重复刻板行为。兴趣狭窄，强烈要求环境维持不变，常常在较长时间里专注于某种或几种游戏或活动。例如，反复敲打一个物体，或长时间把一个东西转来转去，或长时间做身体摇摆、挥动手臂等刻板动作。

（4）智力异常。70%的患儿智力落后于正常学前儿童，20%的患儿在正常范围内，10%的患儿智力超常。

（5）感觉异常。痛觉迟钝，对某些声音或图像特别恐惧或喜欢。

2. 原因

（1）遗传的因素。在20%的孤独症患者中，他们的家族中可找到智能不足、语言发展迟滞和类似孤独症的表现。此外，孤独症男孩中约10%有X染色体脆弱症。

（2）生物学因素。生物学因素主要指在孕期和围产期因各种因素对胎儿造成的脑损伤，如病毒感染、先兆流产、宫内窒息、产伤等。

3. 矫治策略

（1）音乐疗法。音乐疗法是利用音乐达到治疗的目标，包括重建、维持及促进心理和生理的健康。音乐治疗师针对患儿的特殊情况设计音乐治疗计划，利用各类音乐活动，配合心理学的运用来帮助有需要者。音乐疗法在国外属于辅助医疗措施。

（2）行为疗法。行为疗法主要采用操纵性条件处理法，即患儿出现一个好的行为时给以奖励，使该行为得到强化；对那些无意义、不合适的动作行为给以"惩罚"，使之消退。不断地进行强化是行为疗法成功的关键。行为疗法已在特殊教育中得到了广泛应用。

（3）感觉统合训练。从临床观察发现，很多孤独症儿童的眼球移动不平顺、手眼协调不好、身体形象不良、视听动作不一致、好动、易分心等，其脑的低层次功能失常，因此推断孤独症最可能的病因部位是在脑干部上端。通常孤独症病变开始的年纪是 1～3 岁，这一时期人体脑神经的重要功能是由脑干部所控制的，而大脑皮质的精细功能尚未大力发挥作用。这表明，脑干部上端功能的紊乱和协调不良，可能是孤独症的最原始病因。

（4）家庭疗法。孤独症儿童在学习新的事物时，如果所受到的教导方法不一致，就容易产生不适应行为，学习效果也会大打折扣。因此，为建立一个适合患儿的学习环境，应给患儿进行家庭辅助。

（5）药物疗法。如果孤独症儿童有其他的疾病需要用药物治疗，必须遵医嘱。如果患儿有情绪不稳、注意时间太短或活动量过大的行为而影响学习时，也可以考虑请医生。

八、学前儿童品行障碍的表现及防治

（一）攻击性行为

攻击性行为是指有意伤害他人身体或心理的行为。

1. 表现

当受到挫折时，采取打人、踢人、咬人、扔东西、夺取别人的东西等工具性攻击，以及言语攻击等类似的方式，来引起与别人的对立和争斗，以发泄自己紧张的情绪（如图 4-1 所示）。学前儿童的攻击性行为多见于男学前儿童。

攻击性行为

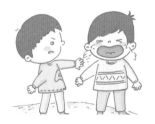

图 4-1　攻击性行为

2.原因

（1）家庭教育不当。例如，家长对学前儿童溺爱，造成学前儿童任性、霸道；家长怕学前儿童吃亏，告诉学前儿童"别人要是打你，你就打他"，这种错误的引导会使学前儿童从"以牙还牙"逐渐发展到欺负弱小；家长经常用惩罚的方式对待学前儿童，为学前儿童起到了不良的示范作用。

（2）宣泄情绪，保护自己。当学前儿童受到挫折时，由于缺乏自我调节的能力或社会交往的经验，为了解除心理上的紧张或维护自己的自尊，便采取攻击他人的行为来宣泄自己的情绪或保护自己。

（3）模仿。学前儿童具有好模仿的特点，如果在他生活的环境中经常有攻击性行为出现或所看的电视中常有暴力行为的镜头，他就会去模仿、学习。

3.防治策略

（1）改变家庭教育的方式，对学前儿童进行正确的引导和教育，不能简单、粗暴地对待学前儿童，应为学前儿童提供一个温暖、宁静、祥和的生活环境。

（2）帮助学前儿童学习如何与他人相处、调整情绪、对待挫折。托幼园所也应该调整好班级中的人际关系，帮助学前儿童学会与他人相处、调节好自己的情绪、理性对待挫折等。

（3）干预学前儿童的侵犯事实。在学前儿童攻击性行为发生后，教师和家长应进行干预，使他们意识到侵犯行为是不被接受的，懂得哪些行为是错误的，以及应该遵守哪些行为规则。如果学前儿童有非常严重的攻击性行为，可以采取相应的心理治疗。成人对学前儿童攻击性行为进行矫正和教育的过程，其实质就是帮助和促使学前儿童社会化的过程。

（二）说谎

学前儿童到了3岁以后，一般都会出现说谎的行为。说谎可分为无意说谎和有意说谎两类。

1.表现

（1）无意说谎。由于认知发展水平低，学前儿童在思维、记忆、想象等方面出现与事实不相符的情况，而造成说谎。例如，他们常常把想象中的事物当作现实存在的事实，他们会把渴望得到的玩具当成已经得到了，去告诉别的小朋友，于是就出现了说谎的现象。这种谎言不是学前儿童有意编造的，而是由于他们心理发展水平的限制而产生的。学前儿童还判别不了事实的真伪虚实，即使说了谎，自己也分不清真假。随着学前儿童年龄的增长、认知水平的提高及接受良好的教育，无意说谎会逐渐减少。

（2）有意说谎。有些学前儿童由于各种原因，经常故意编造谎言，这就是有意说谎。

2. 有意说谎的原因

（1）逃避责备或惩罚。有些学前儿童做错了事怕受到训斥、打骂，于是编造谎言以掩盖自己的过失，这时说谎成了学前儿童免遭惩罚的自卫手段。成人对学前儿童过分严厉，不问清事由就加以恐吓、责骂，甚至施以体罚，常使学前儿童产生说谎现象。

（2）想报复他人，引起他人注意，满足自己的虚荣心。由于自卑想对别人进行报复，或者为了引起他人的注意，或者为了满足自己的虚荣心，学前儿童有时也会说谎。例如，为了对他人的攻击性行为进行报复而谎报情况等。如果学前儿童通过说谎达到了目的，则无形中起了强化作用，久而久之，说谎就会成为一种顽习，即使在没有必要说谎的时候也会编造谎言，从而形成严重的品行问题。

3. 有意说谎的防治策略

（1）教育学前儿童诚实做人。预防和纠正说谎行为的关键在于教育。教师和家长要让学前儿童懂得从小就用诚实的行为规范要求自己，懂得不说谎的人才能心里平静、精神愉快，还要让他们明白说谎的严重后果。

（2）营造和谐、融洽的环境气氛。要让学前儿童从小就生活在和谐、融洽的环境之中，家庭和托幼园所集体成员之间应彼此相互信任，即使在学前儿童犯错的情况下，也要尽量避免训斥、责骂，而应给予热情的帮助，给予学前儿童改正错误的机会。在这种和睦、协调、充满信任的生活环境里，学前儿童就会自然地吐露真情，无须掩饰、隐瞒和欺骗。

（3）成人言传身教。在学前儿童面前，成人应该实事求是，不能弄虚作假，要真诚地对待学前儿童。这对学前儿童诚实行为的形成会起到潜移默化的作用。

（4）及时揭穿学前儿童的谎言，不让其得逞。当发现学前儿童有意说谎时，要进行认真的调查和分析，用事实真相来揭穿谎言，要让学前儿童懂得说谎是不对的，是要受批评的。

九、学前儿童神经不良习惯的表现及防治

（一）吮吸手指

吮吸手指是指将手指放入口中进行吮吸的习惯性行为。对于较小的婴儿来说，吮吸手指是一种常见的行为，也属于正常现象。随着婴儿年龄的增长，到了2岁以后，这一行为会逐渐地自行消失。但如果学前儿童仍保留着吮吸手指的习惯，则应该视为一种心理问题。

1. 危害

吮吸手指会给学前儿童带来许多不利的影响。例如，会引起同伴的嘲笑，致使学前儿童产生胆怯、紧张、自卑等心理；会将手指上的细菌、病毒、寄生虫等通过口腔带入体内，引起炎症、肠道寄生虫病等；会使手指肿胀、脱皮、发炎，甚至变形等；会引起下颌发育不良，导致牙齿排列不整齐，影响面部的

美观。

2.原因

（1）喂养方式不当。婴儿期由于种种原因，在对婴儿进行喂养的过程中，没有满足婴儿吮吸的需要和欲望，致使婴儿以吮吸手指的方式来抑制饥饿或满足吮吸的需要，以后逐渐形成了习惯。

（2）缺乏环境刺激或缺乏成人的爱抚和关心，尤其是缺乏母爱，很容易导致学前儿童从小就以吮吸手指来自我娱乐或自我安慰。

（3）心理处于紧张状态。常处于父母争吵、家长的态度过于严厉等不良环境下的学前儿童，当其心理处于紧张状态的时候，也会不自觉地表现出吮吸手指的行为。

3.防治策略

改变不正确的喂养方式，不要让学前儿童感到饥饿，从小培养学前儿童良好的生活习惯和卫生习惯。多给予学前儿童关心和爱护，尤其是母爱，使学前儿童在心理上能获得安全感和满足感。给予学前儿童丰富的环境刺激，将学前儿童的注意力吸引到各种活动中去，分散和淡化学前儿童对吮吸手指的注意和依恋。不要嘲笑学前儿童，更不要恐吓学前儿童或强行制止学前儿童吮吸手指的行为，以免引起学前儿童心理上的紧张，使其产生逆反心理或自卑感等。

（二）咬指甲

咬指甲是指经常控制不住地表现出用牙齿咬去手指甲的行为。

1.表现

学前儿童咬指甲的行为多发生在3岁以后。咬指甲表现较严重的学前儿童，会将十个手指的指甲都咬得很短，有的甚至会把指甲上的甲床咬出血来。还有的学前儿童不仅咬手指甲，还咬手指上的各个小关节、衣服袖子或其他物品。

2.原因

学前儿童咬指甲的行为主要与学前儿童紧张的心理状态有关。因而，其行为多半发生在学前儿童情绪紧张、焦虑不安的时候，如受到成人批评、训斥等。学前儿童咬指甲的行为一旦形成了习惯，即使不处于紧张状态，他也会经常地表现出这一行为，有的人甚至终生难改。

 拓展阅读

特殊时期的咬手指

孩子到了7～8个月，已经开始长牙，有些妈妈们发现，自家前期没有咬手指习惯的宝宝，开始咬起了手指。

这是因为长牙时，牙床发痒，孩子希望通过咬手指的方式来解决牙床发痒的问题。这种情况同样也会发生在6～7岁，孩子换牙的时期。

3. 防治策略

消除引起学前儿童心理紧张的各种因素，帮助学前儿童调节自己的心理状态。成人应多关心学前儿童，多引导学前儿童参加各种游戏活动，使学前儿童摆脱紧张情绪，以轻松而愉快的心态生活和活动。培养学前儿童良好的卫生习惯，如勤剪指甲等。对于咬指甲较严重的学前儿童，可以采取行为治疗的方法。

> **拓展阅读**
>
> **纠正学前儿童啃咬指甲的方法**
>
> （1）经常带学前儿童进行户外活动，使其开阔眼界，分散注意力，忘记啃咬指甲。
>
> （2）在啃咬欲望袭来之时，鼓励学前儿童画画或写字。
>
> （3）学前儿童每次成功克制住啃咬指甲后，都应该给予奖励。
>
> （4）让学前儿童坐在镜子前看看自己啃咬指甲的"丑态"，也许他会因此而停下来。
>
> （5）如果学前儿童在看电视时啃咬指甲，要有意减少他看电视的时间，其他场合也一样。
>
> （6）鼓励学前儿童与小朋友一起玩，消除家庭环境中致使学前儿童苦闷的不良因素。

（三）习惯性阴部摩擦

习惯性阴部摩擦是指用手抚弄自己的性器官或用其他的方式摩擦阴部的习惯性行为，最早可以发生在 1 岁左右，通常男学前儿童比女学前儿童多。

1. 表现

习惯性阴部摩擦多发生在学前儿童入睡前或刚醒来之时，有时学前儿童也会不分时间、场合地进行。除了抚弄自己的性器官以外，有的学前儿童还喜欢将两条腿摆放成交叉状，然后两腿上下进行摩擦，或者是骑坐在某一物体上，通过活动身体使阴部受到摩擦。学前儿童在抚弄或摩擦自己的性器官时，常常会伴有面红、眼神凝视、表情紧张等不自然的现象，有的还会出现气喘、出汗等生理性反应。学前儿童的这种行为很少伴有性幻想，只是一种单纯的抚弄或摩擦性器官的行为。

学前儿童偶尔抚摸或玩弄自己的性器官，这在其生长发育的过程中属于正常现象，成人不必大惊小怪。但如果学前儿童经常抚摸或玩弄性器官，则应该引起足够的重视。

2. 原因

（1）躯体的局部不适。例如，由于外阴部位出现湿疹或由于包茎、蛲虫病等引起的阴部瘙痒，促使学前儿童用手去摩擦阴部，以达到止痒的目的，经常这样便形成了习惯。

（2）学前儿童对外部世界的认识是从对自身奥秘的探索开始的，当学前儿童无意中触摸性器官时可能会产生快感，或者是觉得性器官很好玩，于是就经常抚弄，逐渐形成习惯。

（3）心理紧张。由于学前儿童精神紧张、情绪不安，便以抚弄自己的性器官来安慰自己，以消除紧张情绪。

3. 防治策略

（1）帮助学前儿童形成良好的生活、卫生习惯。经常给学前儿童清洗外阴，保持外阴部位的清洁和干燥。帮助学前儿童养成上床后就入睡、醒来后就起床的良好习惯，不要让学前儿童躺在床上自由地玩。给学前儿童穿的裤子不要过紧或过小，以免引起学前儿童的不适。学前儿童在睡觉时，可以让学前儿童穿上较长的上衣，使学前儿童不能用手直接触及性器官。

（2）偶尔出现，可分散其注意力。学前儿童抚弄性器官本属无知，成人不要对其进行训斥或责骂，否则不但不会使学前儿童减少这种行为，而且会使学前儿童对这种行为产生罪恶感、神秘感或好奇感，其结果反而会强化学前儿童的这种行为。成人应该采取忽视的态度和分散注意力的方法，来使学前儿童放弃这种行为。

（3）丰富学前儿童的生活。如果学前儿童的生活丰富多彩，他就不会因寂寞而去玩弄自己的性器官了。可多跟学前儿童说话，给学前儿童提供玩具，吸引学前儿童去参加其他的活动等。

（4）及时查找生理或心理不适，有针对性地加以消除。如消除学前儿童阴部的感染或不适，对情绪过度紧张的焦虑者给予心理疏导。

笔记栏

知识巩固与活动提升

知识巩固

一、真题链接

1.（单选）导致"狼孩"心理发展滞后的主要因素是（　　）。（2022 年上半年幼儿教师资格证《保教知识与能力》真题）

  A. 遗传有缺陷　　　　　　　　B. 生理成熟迟滞

  C. 自然环境恶劣　　　　　　　D. 社会环境缺乏

2.（单选）下列针对幼儿个体差异的教育观点，哪种不妥？（　　）（2018 年下半年幼儿教师资格证《保教知识与能力》真题）

  A. 应关注和尊重幼儿不同学习方式和认知风格

  B. 应支持幼儿富有个性和创造性的学习与探索

  C. 应确保每位幼儿在同一时间达成同样的目标

  D. 应对有特殊需要的幼儿给予特别关注

3.（单选）初入幼儿园的幼儿常常有哭闹、不安等不愉快的情绪，说明这些幼儿表现出了（　　）。（2017 年上半年幼儿教师资格证《保教知识与能力》真题）

  A. 回避型状态　　　　　　　　B. 抗拒性格

  C. 分离焦虑　　　　　　　　　D. 黏液质气质

4.（简答）列出教师应对幼儿攻击性行为的三种有效策略。（2023 年下半年幼儿教师资格证《保教知识与能力》真题）

5.（结构化面试）小明近段时间总是说谎，你怎么办呢？（2022 年上半年幼儿教师资格证结构化真题）

二、复习与思考

1. 简述学前儿童心理健康的主要标准。
2. 简述影响学前儿童心理健康的主要因素。
3. 学前儿童常见的心理问题类型有哪些？
4. 学前儿童心理问题的行为疗法有哪些具体方法？
5. 选择一种学前儿童常见的心理问题类型，简述其主要表现、原因及防治策略。

项目 4 知识巩固
参考答案

活动提升

活动名称：

学前儿童心理发育初筛测验。

活动目标：

借助初筛工具，强化对学前儿童心理问题表现与防治的认识。

活动准备：

《儿童心理行为发育问题预警征象筛查表》。

活动过程：

（1）认识初筛工具——《儿童心理行为发育问题预警征象筛查表》。

（2）应用筛查表，以小组为单位，模拟筛查0～6岁儿童的发育状况，检查有无相应月龄的预警症状。

（3）相应筛查年龄段任何一条预警征象筛查阳性，提示有发育偏异的可能。与家长沟通，了解儿童是否出现语言功能和社会交往能力障碍或倒退的情况。

（4）初筛异常判断。存在下列情形之一的，为初筛异常：一是儿童心理行为发育问题预警征象筛查出现一条及以上阳性；二是任何年龄段儿童出现语言功能和社会交往能力障碍或倒退。未发现异常的，告知家长定期带儿童接受心理行为发育评估。发现异常的，及时进行健康宣教和干预指导，同时告知家长及时转诊。

注：儿童和家长可由小组成员扮演（以口头形式描述）。

活动总结：

结合教师指导，各小组进行小结，各成员总结并提交活动报告（参看附录）。

活动延伸：

结合辖区内（或拜访托幼园所资深保教人员）学前儿童心理问题方面的实例，描述其日常表现，分析其原因，并提出相应的改善建议。

注：本项目学习结束后，填写"项目学习评价表"（参看附录），并提交给教师。

🌀 传承与发展

不同时代的儿童生理疾病防护

在儿科医学发展史上，唐代孙思邈的《千金方》可谓儿科发展的一座伟大的里程碑。《千金方》开卷即为妇孺专篇，记载医方552首，可谓集隋唐之前儿科诸家之大成。孙思邈特别重视小儿"服药难"的问题，因此注重儿科剂型的改进。根据小儿年龄不同、脏腑诸病各异而使用不同的剂型，对后世影响很大，可谓儿科剂改的奠基者。

《中国儿童发展纲要（2021—2030年）》在"发展领域、主要目标和策略措施"中将"儿童与健康"列为第一条，提出12项主要目标，其中4条就学前儿童生理疾病方面进行详细阐述：儿童常见疾病和恶性肿瘤等严重危害儿童健康的疾病得到有效防治；适龄儿童免疫规划疫苗接种率以乡（镇、街道）为单位保持在90%以上；3.5岁以下儿童贫血率和生长迟缓率分别控制在10%和5%以下，儿童超重、肥胖上升趋势得到有效控制；儿童新发近视率明显下降……0～6岁儿童眼保健和视力检查覆盖率达到90%以上。

◯ 学习目标

1. 了解学前儿童常见病的表现、护理及预防等基础知识。
2. 能对学前儿童的疾病症状进行初步判断和评估。
3. 可以运用所学知识对学前儿童常见病进行有效的预防和护理。
4. 培养关注学前儿童身体健康的意识，具备爱心、细心、科学、严谨等优良品质。

思维导图

学前儿童常见病防护
- 学前儿童各系统和感觉器官常见病防护
  - 呼吸道疾病
  - 消化道疾病
  - 五官疾病
  - 营养疾病
- 学前儿童常见传染病防护
  - 传染病概述
  - 学前儿童常见传染病的流行特点、表现及防护
  - 学前儿童常见寄生虫病
- 学前儿童基本护理
  - 体温、脉搏、呼吸、血压的测量
  - 物理降温
  - 受伤后的冷热敷法
  - 给药
  - 翻转眼皮
  - 简易通便法

C▸任务1　学前儿童各系统和感觉器官常见病防护

▣情景导入

浩浩从小爱吃糖，总是吃很多的糖，这个坏习惯到了大班还没改掉。渐渐地，浩浩患上了严重的"牙虫"，一吃冷热酸甜的食物就会牙痛。浩浩妈妈却说这只是小毛病，等换了牙以后就好了。

思考：浩浩的"牙虫"病是什么病，有什么危害？浩浩妈妈的说法对吗？换牙后"牙虫"病真的会好起来吗？

⊘知识精编

疾病是机体在一定的条件下，受病因损害作用后，因自身调节紊乱而发生的异常生命活动过程。疾病过程所引起的机体或其某器官的机能紊乱现象，一般称为症状。疾病的存在，是从痛苦和不适等自觉症状开始的。但不是所有的疾病都伴有痛苦不适，如肿瘤的早期、传染病的潜伏期，病人毫无不适之感；也不是所有的疼痛都是疾病，如幼儿出牙、妇女分娩等。所以，痛苦只是一种症状，并不是疾病。

学前儿童正处于生长发育期，免疫能力较差，在成长过程中经常会出现呼吸道疾病（上呼吸道感染、肺炎）、消化道疾病（腹泻）、营养疾病（肥胖症、佝偻病、贫血）、五官疾病（弱视、龋齿）、皮肤病（痱子、疖子）等。

一、呼吸道疾病

（一）上呼吸道感染

上呼吸道感染俗称"感冒"，是由细菌或病毒感染引起的、波及上呼吸道全部或部分的炎症，是学前儿童最常见的疾病。因学前儿童的鼻腔比成人短，无鼻毛，鼻咽部黏膜柔嫩，所以防御力差，易感染。

1.病因

上呼吸道感染大多由病毒引起，少数为细菌或肺炎支原体引起。气候突变、空气污染、免疫力低下等都可以成为该病的诱发因素。

2.症状

症状表现轻重不一，与学前儿童的年龄、机体抵抗力和病原体的不同有关。对于大多数学前儿童，起初通常表现为鼻塞、打喷嚏、流鼻涕、咽部疼痛、咳嗽、乏力或发热。部分学前儿童会出现腹部疼痛，这可能与发热引起的肠痉挛有关。

3.护理及预防

（1）护理。①注意学前儿童鼻咽部的清洁和护理；②注意室内通风；③饮食

笔记栏

以易消化吸收的营养食物为主。

（2）预防。①引导学前儿童加强身体锻炼，增强体质；②天气变化时，适时为学前儿童增减衣服；③每日进行房间通风，保证空气新鲜；④避免学前儿童冬春季到人员密集之处。

（二）肺炎

肺炎是学前儿童最常见的一种呼吸道疾病，在冬春季节发病率高，是由细菌或病毒引起的肺部炎症，严重者会出现心力衰竭、中毒性肝炎等。

1.病因

肺炎常见的病因有病毒、细菌、衣原体、支原体、原虫、真菌等感染，也有过敏性肺炎、吸入性肺炎等非感染因素。

2.症状

（1）轻型肺炎。①发热：体温大多数较高（腋温＞39℃）；②咳嗽：开始为频繁的刺激性干咳，随之咽喉部出现痰鸣声；③除呼吸道症状外，学前儿童常精神萎靡、烦躁不安、食欲不振、哆嗦、腹泻等。

（2）重型肺炎。①呼吸系统症状：呼吸表浅、急促，每分钟可达80次以上，鼻翼扇动，有三凹征，呼气呻吟，甚者面色苍白或青灰，两肺可闻及密集的细湿啰音；②除呼吸道症状外，学前儿童常烦躁、嗜睡或呼吸节律不整，食欲下降、呕吐，发生中毒性肠麻痹。

3.护理及预防

（1）护理。①肺炎发现后应及早住院治疗；②让学前儿童卧床休息并经常变换卧姿；③注意室内通风，保持环境温湿度适宜且安静；④饮食以易消化吸收的高热量且富含维生素的软食物为主；⑤多饮水，以稀释痰液，高热时及时为患儿降温。

（2）预防。①加强学前儿童身体锻炼，增强体质；②注意气候变化，及时增减衣服；③每日进行房间通风，保证空气新鲜；④合理饮食，营养均衡，增强免疫力。

二、消化道疾病

（一）腹泻

腹泻是学前儿童的常见病，也是许多其他疾病的并发症，是由多病原、多因素引起的以大便次数增多和大便性状改变为特点的消化道症状。严重腹泻时会使机体大量脱水并危及生命。

腹泻

1.病因

（1）非感染因素。学前儿童胃肠道及多脏器发育不完全，可能由于饮食不当，食物不能充分消化和吸收，积滞于肠道，致使消化功能紊乱引起腹泻。也可能因为腹部受凉而引起腹泻。

（2）感染因素。学前儿童可能食用了被细菌污染的食物，致病微生物随污染的食物或水进入消化道，引起腹泻。也可能因为学前儿童身体疾病造成的消化功能失调而腹泻。

2.症状

大便次数增多、排稀便和水电解质紊乱。大便次数每天 3 次以上，呈稀便，蛋花样、糊状或水样便，甚至是黏液脓血便，体温正常或发热。轻症者不影响食欲，重症者还会伴有食欲减退、尿少或无尿、频繁呕吐，昏迷和晕厥，甚至会危及生命。

3.护理及预防

（1）护理。①每次腹泻后，及时清洗臀部；②饮食以易消化、富有营养、松软的食物为主；③严重腹泻的患儿被发现后应及时送往医院治疗。

（2）预防。①引导学前儿童加强身体锻炼，增强体质；②注意气候变化，注意腹部保暖；③合理饮食，营养均衡，注意饮食卫生。

（二）呕吐

1.病因

（1）肠胃疾病所致的呕吐。常见有病毒性胃炎、肠胃炎及便秘引起的呕吐，胃食道逆流、肠道阻塞、喂食过量、食物中毒等引起的呕吐。某些药物也可引起呕吐。

（2）非肠胃疾病所致的呕吐。非肠胃疾病所致的呕吐通常由一般感冒、咽喉炎引起，或者是由支气管炎或肺炎引起剧烈咳嗽、脑膜炎等脑部病变引起。糖尿病、晕车及心理因素等也会引发呕吐。

2.护理

（1）畅通呼吸。呕吐物从鼻腔喷出时，要立即清除鼻腔异物。若呕吐发生在学前儿童直立或卧床时，可先让其身体向前倾或维持侧卧姿势，让呕吐物易于流出，以免造成窒息。

（2）清洁处理。呕吐后会有一些胃酸及未消化的食物残渣留在口腔，难闻的味道会使学前儿童更加不舒服，对小一些的学前儿童可用湿纱布蘸温开水清洁，对大一些的可用温开水漱口，结合情况安排清洁手部或其他部位。

（3）后期观察及饮食调整。及时观察或询问，如呕吐较为严重，应及时通知监护人，必要时及时就医。呕吐后应先禁食、禁饮 4～6 小时，期间若学前儿童要喝水，可以用棉花棒蘸水润湿口腔，较大的可给予棒棒糖。若无明显恶心、呕吐、腹胀等情形，可给予清淡食物，禁食奶制品、油腻食物 2～3 天，以防引起胃胀或恶心感。

（三）积食

1. 病因

积食是因饮食不当影响消化功能，导致食物停滞胃肠的一种胃肠道疾病。学前儿童多因喂养不当、过食生冷及难以消化的食物，致使食物停滞于肠胃并损伤脾胃。

2. 症状

胃口减小，食欲明显不振；睡眠中身体不停翻动，有时还会咬牙，睡眠不安；鼻梁两侧发绀，舌苔白、腻且厚，呼出的口气中还能闻到一股酸腐味；大便干燥，或时干时稀；肚腹胀满、消化不好。积食还会引起恶心、呕吐、食欲不振、厌食、腹胀、腹痛、口臭、手足发烧、肤色发黄、精神萎靡等症状。

3. 护理及预防

（1）护理。积食症状比较轻的，可以稍微吃些促进消化的食物，如山楂、柠檬水、萝卜汤等。可给患儿做适度的按摩、推拿，以缓解不适和化解积食。一旦积食症状没有缓解或有低烧时，要在医生的指导下，合理使用消食药进行治疗。

（2）预防。积食要从饮食上调理，具体如下。饮食上要注意忌口，饮食要清淡，要多吃易消化、易吸收的食物，不要一味增加高热量、高脂肪的食物，要多吃蔬菜、水果，少吃肉，适当增加米食、面食，高蛋白饮食适量即可，以免增加肠胃负担。进餐要定时定量，以免影响消化系统的正常运转。学前儿童白天活动量大，吃东西能消化，但晚上胃蠕动慢，易积食，因此晚上吃饭时要避免吃得太饱，即使喝配方奶，也要多加水，少放些奶粉。睡醒后的1小时内避免进食，因为胃肠等内脏从休息状态运转到正常状态需要一点时间，进食会增加肠胃负担，易造成积食。

三、五官疾病

（一）龋齿

龋齿是残留在口腔中的食物残渣，在乳酸杆菌的作用下，发酵产酸，腐蚀牙釉质，造成牙齿排列不整齐、发育不良而形成龋洞。龋齿会影响学前儿童牙颌系统的发育，造成后天畸形。

1. 病因

学前儿童乳牙的牙釉质较薄，牙本质较松脆，容易受酸腐蚀。学前儿童睡前进食或口含食物睡觉，口腔中的食物残渣为细菌的发酵提供了条件，口腔中的乳酸杆菌可将残留的食物残渣发酵产酸，进而腐蚀牙釉质，使牙釉质脱钙，形成龋洞。

2. 症状

牙齿出现损坏，有龋洞。龋齿可分为五度：浅龋（Ⅰ）、中龋（Ⅱ）、深龋

（Ⅲ）、牙根炎（Ⅳ）和根尖炎（Ⅴ）。Ⅰ～Ⅲ度遇冷热酸甜会产生疼痛感。Ⅳ度有牙髓炎，Ⅴ度只留下残根。

3.护理及预防

（1）护理。①发现龋齿后，及时修补治疗；②饮食以易消化、富有营养、松软的食物为主；③注意口腔卫生，盐水漱口。

（2）预防。①注意口腔卫生，少吃糖果和零食，多咀嚼高纤维食物；②饭后漱口，早晚刷牙；③定期检查口腔，及时治疗；④饮食营养丰富，保证牙齿对钙的需求量。

（二）视力不良

1.近视

近视是由多种因素导致的，是眼睛在调节放松时，平行光线通过眼的屈光系统屈折后焦点落在视网膜之前的一种屈光状态。

（1）成因。近视眼的发生和发展与近距离用眼密切相关。用眼距离过近、用眼时间过长、照明光线过强或过弱、躺着看书或营养不良等都是导致近视的主要原因。

（2）症状。看近处物体清楚，看远处物体模糊，学前儿童一般会眯眼睛。

（3）护理。①发现后应到专科医院进行治疗，在专业医生的指导下选取眼镜；②不建议使用隐形眼镜，更不可做激光手术治疗；③多吃一些含锌较多的食物，如黄豆、紫菜、牛羊肉等。

（4）预防。①引导学前儿童养成正确的读书、写字姿势；②看书写字时间不宜过久，持续30～40分钟后要休息10分钟，眼睛向远处眺望，多看绿色植物，做眼保健操；③定期检查，及时矫正治疗；④不要在太暗或者太亮的光线下看书、写字。

2.弱视

眼部无明显器质性病变，或者有器质性改变及屈光异常，不断矫正或矫正视力低于0.9者，均为弱视，可以发生于一眼或两眼。弱视是一种危害较大的学前儿童视觉发育障碍性疾病。

（1）成因。主要原因有：斜视性弱视（常见于4岁以下发病的单眼恒定性斜视学前儿童）、屈光参差性弱视（两眼屈光相并250°以上者）、屈光不正性弱视（高度近视、近视及散光）、先天性弱视（先天性白内障、视神经发育不良等）。

（2）症状。①视力和屈光异常；②阅读困难；③眼球运动障碍，眼睛无法固视或者无法精确地跟随物体运动等；④视功能损害，弱视眼有色觉和光觉异常；⑤固视异常。

（3）预防和护理。应对学前儿童进行视力筛查，若发现异常，应立即去医院进行矫正。弱视的治疗越早越好，3岁左右治愈弱视的成功率非常高。

如何正确做眼保健操

眼保健操所涉及的穴位，是中医眼科临床的常用穴位，通过对眼睛周围及相关穴位的按摩，可增强眼部的血液循环，缓解视疲劳，起到保护视力的作用。

第一节：按揉攒竹穴。用双手大拇指螺纹面分别按在眉毛内侧边缘凹陷处两侧穴位上，其余手指自然放松，指尖抵在前额上。随音乐口令有节奏地按揉穴位，每拍一圈，做四个八拍。

第二节：按压睛明穴。用双手食指螺纹面分别按在两侧穴位上（眼角内侧半个手指处），其余手指自然放松、握起，呈空心拳状。随音乐口令有节奏地上下按压穴位，每拍一圈，做四个八拍。

第三节：按揉四白穴。先把左、右食指和中指并拢对齐，分别按压在鼻翼上缘的两侧，然后食指不动，中指和其他手指缩回呈握拳状，大拇指抵在下颌凹陷处，其余手指自然放松、握起，呈空心拳状。随音乐口令有节奏地按揉穴位，每拍一圈，做四个八拍。

第四节：按揉太阳穴刮上眼眶。用双手大拇指的螺纹面分别按在两侧太阳穴上，其余手指自然放松、弯曲。伴随音乐口令，先用大拇指按揉太阳穴，每拍一圈，揉四圈。然后，大拇指不动，用双手食指的第二个关节内侧，稍加用力从眉头刮至眉梢，两个节拍刮一次，连刮两次。如此交替，做四个八拍。

第五节：按揉风池穴。用双手食指和中指的螺纹面分别按在两侧穴位上（后颈部，后头骨下，两条大筋外缘陷窝中，相当于耳垂齐平），其余三指自然放松。随音乐口令有节奏地按揉穴位，每拍一圈，做四个八拍。

第六节：揉捏耳垂，脚趾抓地。用双手大拇指和食指的螺纹面捏住耳垂正中的眼穴，其余三指自然并拢、弯曲。伴随音乐口令，用大拇指和食指有节奏地揉捏穴位，同时用双脚全部脚趾做抓地运动，每拍一次，共做四个八拍。

四、营养疾病

（一）肥胖症

学前儿童肥胖症是指学前儿童体内脂肪积聚过多。体重超过按身高计算的平均标准体重的20%，或者超过按年龄计算的平均标准体重加上两个标准差时，即为肥胖症。

1. 病因

主要原因包括营养过剩、缺乏锻炼、心理因素、内分泌失调、遗传因素等。

2. 症状

身材肥胖、食量大、运动量少，特别喜欢甜食和油脂类食物，多数学前儿童往往心理上有自卑、胆怯、孤独等情绪，性发育也有提前的倾向。

3. 护理及预防

（1）护理。①控制学前儿童的饮食量，控制高热量和脂肪类食物的摄入量；②改变学前儿童的饮食结构，以粗粮、水果、蔬菜为主；③引导学前儿童加强锻炼，循序渐进增加运动量。

（2）预防。①培养良好的进食习惯，多咀嚼；②合理饮食，营养均衡，多吃蔬菜水果；③经常进行体育运动或体力劳动；④培养自我控制能力，加强健康教育。

（二）维生素 D 缺乏性佝偻病

维生素 D 缺乏性佝偻病是一种学前儿童常见病，因体内维生素 D 不足引起全身钙、磷代谢失常和骨骼改变，是一种慢性营养性疾病，严重者可导致骨骼畸形。

1. 病因

（1）日光照射不足。维生素 D 由皮肤经日照产生，如日照不足，尤其在冬季，需定期通过膳食补充。对学前儿童来说，日光浴是使机体合成维生素 D 的重要途径。

（2）维生素 D 摄入不足。动物性食品是天然维生素 D 的主要来源，海水鱼、动物肝脏、鱼肝油等都是维生素 D 的良好来源。

（3）钙含量过低或钙磷比例不当。食物中钙含量不足及钙、磷比例不当均可影响钙、磷的吸收。

（4）疾病影响。肝、肾及胃肠道疾病会影响维生素 D、钙、磷的吸收和利用。

2. 症状

（1）初期。学前儿童睡眠不好、食欲差、爱哭、易出汗、发育迟缓、体质较弱等现象，出汗后头皮痒而在枕头上摇晃摩擦，出现枕部秃发。

（2）后期。学前儿童骨骼发生改变，运动机能发育迟缓，出现囟门闭合迟缓、鸡胸、漏斗胸、肋缘外翻、脊柱后突或侧突，"O"形或"X"形腿、蛙状腹、出牙较迟、表情淡漠、语言发育迟缓、免疫力低下等。

3. 护理及预防

（1）护理。①及时更换衣衫，防止着凉；②谨遵医嘱，适当补充维生素 D，勿过量；③带学前儿童多做户外活动，接受日光浴。④不宜久站、久坐，防止骨骼畸形。

● 笔记栏

（2）预防。①合理饮食，营养均衡，不偏食；②经常进行户外体育运动，增强体质。

（三）缺铁性贫血

缺铁性贫血是指体内储存铁缺乏，影响细胞的血红素合成而发生的贫血。

1.病因

（1）先天性储铁不足。早产儿、双胞胎多出现。

（2）饮食铁摄入不足。学前儿童偏食、挑食，致使铁摄入不足。

（3）生长发育过快。学前儿童铁的需要量大，当生理铁需要量增加时，易发生缺铁性贫血。

（4）吸收障碍。植物性食物中的铁以非血红素铁为主，在维生素C等促进铁吸收的物质的帮助下才能吸收；否则，食物中的铁很难被人体吸收。

（5）慢性疾病。慢性腹泻或小肠疾病可引起铁吸收不良，同时会随着大量肠上皮细胞脱落而丢失铁。

2.症状

（1）面色、口唇、结膜、指甲床苍白、少血色。

（2）精神萎靡不振、迷迷糊糊睡不醒、注意力不集中、记忆力减退。

（3）食欲减退、少数学前儿童可有异食癖（喜食泥土、煤渣、墙皮等）。

（4）体力差、不爱运动、活动后心慌、气促。

（5）明显贫血时心率增快，严重者可发生心力衰竭。

3.护理及预防

（1）护理。①注意饮食，多吃富含铁、维生素C和蛋白质的食物；②适当服用补铁药物，应注意与维生素C同时服用，促进铁吸收；③服药时不与牛奶、茶、咖啡等同时服用；④服用铁剂后，及时漱口，以免染黑牙齿。

（2）预防。①营养均衡，保证足够的动物性蛋白和豆类蛋白；②烹饪食物尽量使用铁制炊具；③每天食用新鲜水果，保持维生素C的摄入。

任务2   学前儿童常见传染病防护

情景导入

中班的丽丽周一早晨入园后，突然发起高烧（39～40℃），并且两侧脸部肿胀疼痛。张老师意识到事态的严重性，马上向园长报告，并通知丽丽的家长将丽丽送到医院检查。同时，张老师要求家长在家对幼儿进行隔离观察。

思考：丽丽得的是什么病？为什么张老师在看到丽丽的症状后会如此紧张？为什么要家长在家里隔离观察幼儿？

一、传染病概述

传染性疾病（以下简称传染病）是指由各种病原体引起的，能在人与人、动物与动物或人与动物之间相互传播的一类疾病。如流行性感冒、麻疹、甲型肝炎等。

（一）传染病的特点

1. 有病原体

每一种传染病都有特异的病原体，包括微生物和寄生虫，如水痘的病原体是水痘病毒、猩红热的病原体是溶血性链球菌。病原体主要分为细菌、病毒、真菌、原虫、蠕虫等。

2. 有传染性

传染病的病原体可以从一个人经过一定的途径传染给另一个人，每种传染病都有比较固定的传染期。

3. 有免疫性

大多数患者在疾病痊愈后，都可产生不同程度的免疫力。机体感染病原体后可以产生特异性免疫，感染后的免疫属于自动免疫。这种免疫可以是终身的，也可以是短暂的。

（二）传染病传播和流行的基本环节

1. 传染源

传染源是指体内有病原体生长、繁殖并能排出病原体的人或动物。传染源包括病人、病原携带者和受感染的动物。其中，病人是最重要的传染源。

2. 传播途径

病原体从传染源排出体外，经过一定的传播方式，到达并侵入新的易感者的过程，称为传播途径。传播途径主要有以下几种。

（1）空气传播。空气传播是呼吸道传染病最常见的传播方式。它包括飞沫传播、飞沫核传播和尘埃传播三种传播途径。空气传播的发生取决于多种条件，其中人口密度、卫生条件、易感者在人群中的比例起决定性作用，如麻疹、百日咳、流行性感冒、肺结核、脑膜炎等。

（2）经水传播。经水传播包括经饮用水传播和接触疫水传播两种方式，一般肠道传染病通过这些途径传播。水源被污染的情况可由自来水管网破损、污水渗入所致，也可因粪便、污物污染水源所致，如霍乱等。

（3）饮食传播。饮食传播是肠道传染病、某些寄生虫病、少数呼吸系统疾病的主要传播方式。当食物本身含有病原体或受病原体污染时，可引起传染病的传播，如甲肝、痢疾等。

（4）接触传播。接触传播通常可分为直接接触传播和间接接触传播两种。直接传播是在没有任何外界因素的参与下，传染源与易感者直接接触而引起疾病的传播，如性病、狂犬病等。间接接触传播是易感者因接触被传染源排泄物或分泌物所污染的日常生活用品，如毛巾、餐具、门把手、电话柄等所造成的传播疾病，如沙眼、红眼病等。

（5）虫媒传播。以媒介昆虫（如蚊、蝇、蚤、虱、蜱、螨等）作为传播媒介而造成的感染，如鼠疫、斑疹伤寒、疟疾、绦虫病等。

（6）垂直传播。垂直传播是指母婴之间，经胎盘、分娩损伤、哺乳等途径由母亲直接传给子代的方式，或称母婴传播，如患有乙肝的母亲通过分娩将乙肝传染给新生儿。

（7）医源性传播。医源性传播是在医疗及预防工作中引起的传染病传播，如由污染的器械、针筒、针头、导尿管等而感染某些传染病，如乙肝、艾滋病等。

3.易感者

易感者是指容易受到传染病感染的人，以及对传染病没有免疫能力或免疫能力很低的人。例如，没有患过麻疹也没有注射过麻疹疫苗的人，对麻疹病毒没有免疫力，这种人被称为麻疹的易感人群。

（三）传染病的预防与管理

传染病流行主要是三个环节，对应的预防措施分为控制传染源、切断传播途径和保护易感人群三部分，若能完全控制其中一个环节，即可防止传染病发生和流行。

1.控制传染源

应做到"四早"：早发现、早报告、早隔离、早治疗。

（1）早发现。早发现病人是预防传染病的重要措施之一。托幼园所及学前儿童应做好：①入园前，到相应的机构进行体格检查，健康幼儿方可入园；②入园后，定期对学前儿童进行体格检查，发现问题及时矫正或治疗；③做好晨检和全日健康观察，在园期间应随时注意学前儿童有无异常表现，发现情况及时处理。另外，对工作人员也应进行健康检查，检查健康者方可上岗。

（2）早报告。确诊患儿和疑似传染病儿应及时向园长和在校医生报告，由托幼园所上报卫生防疫部门。

（3）早隔离。确诊患儿和疑似传染病儿应在早期得到单独隔离。隔离室的工作人员不得与健康学前儿童接触。隔离室用具应专用，并及时消毒。不同传染病患儿应单独隔离，避免交叉感染。

（4）早治疗。确诊患儿应及时到正规医疗机构进行系统治疗，早期治疗可减轻症状，有效促进疾病的治愈，减少并发症。

2. 切断传播途径

做好日常环境消毒、饮食、个人卫生工作；教育学前儿童养成良好的生活卫生习惯；经常保持室内空气流通，保证光照充足；注意炊具、餐具和日常用品的卫生；严格执行园所卫生制度和消毒制度，消除或杀灭外界环境中的病原体，以切断传播途径。

3. 保护易感人群

（1）培养学前儿童良好的卫生习惯，为学前儿童提供良好的生活环境，组织进行适当的户外活动和体育锻炼，合理膳食，营养均衡，以增强学前儿童体质，提高自身的非特异性免疫力。

（2）进行必要的预防接种。由于学前儿童的免疫系统发育尚不完善，免疫力低下，是各种传染病的易感者，所以是预防接种的主要对象。

（四）托幼园所传染病的应急处理

托幼园所传染病的应急处理流程如图 5-1 所示。

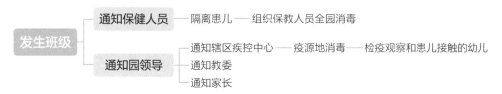

图 5-1 托幼园所传染病的应急处理流程

二、学前儿童常见传染病的流行特点、表现及防护

学前儿童的免疫功能发育不成熟，在传染病发病的病种、症状等方面与成人有许多不同之处。学前儿童常见传染病可分为病毒性传染病（如流行性感冒、流行性腮腺炎、麻疹、水痘、手足口病、流行性乙型脑炎等）和细菌性传染病（如流行性脑脊髓膜炎、细菌性痢疾等）。

（一）流行性感冒

流行性感冒简称"流感"，是由流行性感冒病毒引起的呼吸道传染病，其传播力较强。流感病毒变异快，传染性强，容易造成大面积感染。发病季节以冬春季为主。

流行性感冒

1. 流行特点

流感的患者是主要传染源，主要通过空气中的飞沫、人与人之间的接触或与被污染物品的接触传播。起病 2～3 日内传染性很强，人群对流感普遍易感。感染后，人们可获得对同型病毒的免疫力，但一般只能维持 8 至 12 个月，最长不超过 2 年。学前儿童患此病者较多。

2.症状

流感的潜伏期为 1～3 天，起病急，寒战、发热，体温有的在 39℃以上，伴有头痛、咳嗽、流涕、鼻塞、咽痛、关节肌肉酸痛等，还可出现恶心、呕吐、腹泻等消化道症状。感染严重时容易并发肺炎、喉炎、气管炎等。

3.护理及预防

（1）护理。①让学前儿童卧床休息，保持室内空气新鲜；②饮食以清淡、易消化为主，要多饮水；③高热时及时给学前儿童降温，避免高热惊厥。

（2）预防。①引导学前儿童加强身体锻炼，增强体质；②流感流行时，保持室内通风，让学前儿童少去公共场所；③注意个人卫生清洁，勤洗手；④关注天气变化，及时增减衣物。

（二）流行性腮腺炎

流行性腮腺炎是由腮腺炎病毒引起的呼吸道传染病，俗称"痄腮"。

1.流行特点

病人和隐性感染者都是传染源，飞沫传播是主要传播途径，接触病人后 2～3 周发病，是学前儿童和青少年常见的病毒性传染病。冬春季是感染高峰期。

2.症状

该病的潜伏期为 14～24 天，平均 18 天。发病时出现发热、畏寒、头痛、咽痛、食欲不佳、恶心、呕吐、全身疼痛等症状，体温可达 39℃以上。腮腺肿胀最具特征性，一般以耳垂为中心，向前、后、下发展，状如梨形，边缘不清。通常一侧腮腺肿胀后 1～4 天传染另一侧，大部分学前儿童双侧肿胀。腮腺肿胀大多于 3～5 天达到高峰，持续一周左右逐渐消退。

3.护理及预防

（1）护理。①让学前儿童卧床休息，用温的淡盐水漱口保持口腔清洁；②饮食以清淡、易消化的流食或者半流食为主，避免辛辣食物；③可对腮腺进行热敷或冷敷缓解学前儿童疼痛；④隔离患儿至腮腺完全消肿。

（2）预防。①引导学前儿童加强身体锻炼，增强体质；②接种腮腺炎减毒活疫苗；③让接触传染病患儿的学前儿童服用板蓝根预防。

（三）麻疹

麻疹是由麻疹病毒引起的急性出疹性传染病，春冬季节多见，6 个月至 5 岁发病率最高。学前儿童中比较常见，预后良好，重症病死率高。

1.流行特点

患儿是唯一的传染源。患儿自接触麻疹后 7 天至出疹后 5 天内，眼结膜、鼻、口咽、气管的分泌物有传染性，前驱期传染性最强。该病主要通过飞沫传播。

2. 症状

潜伏期为 6 ～ 18 天，学前儿童发病初期有疑似感冒症状（发烧、咳嗽、流鼻涕等），2 ～ 3 天口腔内颊有麻疹黏膜斑出现，第 4 天皮肤开始出现玫瑰色斑丘疹，丘疹从颈部、耳后向肢体发展，一般 3 ～ 5 天出齐。出疹期间，学前儿童通常伴有高热、食欲缺乏、畏寒、四肢酸痛及头痛，还可能出现呕吐、腹泻、腹痛等症状。疹子出透之后，按出疹部位先后顺序逐渐消退，精神和食欲好转。皮疹消退后会留下褐斑，14 ～ 21 天褐斑消失。

3. 护理及预防

（1）护理。①让学前儿童卧床休息，注意室内通风；②饮食以富含维生素和蛋白质的流食或者半流食为主；③注意口腔的卫生，盐水漱口；④注意学前儿童衣被清洁、干燥，及时增减；⑤学前儿童高热时及时采取降温措施。

（2）预防。①引导学前儿童加强身体锻炼，增强体质；②接种麻疹减毒活疫苗，一般在出生后 8 月龄接种，7 岁时复种；③接触传染病患儿的学前儿童要注射疫苗。

（四）水痘

水痘是由水痘病毒初次感染引起的急性呼吸道传染病，病后有持久免疫力，很少再次患病。

1. 流行特点

患儿是唯一的传染源，其传染期一般从皮疹出现前 1 ～ 2 天到疱疹完全结痂为止，易感儿童的发病率可达 95% 以上，而学前儿童则更为常见。水痘冬春两季多发，其传染力强，通过接触或飞沫均可传染。该病为自限性疾病，病后可获得终身免疫，也可在多年后感染复发而出现带状疱疹。

2. 症状

潜伏期为 13 ～ 17 天，平均为 14 天。皮疹呈向心性分布，先从头面部，然后到躯干、四肢。数目多少不定，躯干最多，四肢较少。一般第 1 天有红色斑点，3 ～ 4 天时发展为水疱，最后结痂，痂皮经过 2 ～ 3 周脱落，多数不留疤痕。如果疱疹被抓破，可能会出现继发细菌感染变成脓包。

3. 护理及预防

（1）护理。①让学前儿童卧床休息，注意室内通风；②勤换学前儿童衣被，保持患儿皮肤清洁；③将学前儿童指甲剪短，经常洗手，防止抓破感染；④皮肤瘙痒时，可用炉甘石为患儿擦拭；⑤饮食清淡，以易消化为主，避免辛辣刺激食物。

（2）预防。①引导学前儿童加强身体锻炼，增强体质；②接种水痘疫苗；③避免接触患儿，防止发生传染。

（五）手足口病

手足口病是由肠道病毒引起的学前儿童传染性疾病，又称"发疹性水疱性口腔炎"。其多发生于 5 岁以下学前儿童，可引起手、足、口腔等部位的疱疹，少数学前儿童可引起心肌炎、肺水肿、无菌性脑膜脑炎等并发症。个别重症患儿如果病情发展快，可能会导致死亡。

1. 流行特点

患儿是主要的传染源，另外无症状的病毒携带者也可传播此病。患儿的水疱液、咽喉分泌物、粪便中均可带有病毒，可以通过接触带有这些污染物的毛巾、手绢、牙具、玩具和食物传播，也可经口传播。

2. 症状

潜伏期为 4～6 天。学前儿童初期会出现类似感冒症状（发热、咳嗽、咽痛等），有的学前儿童会出现恶心、呕吐等症状。发热 1～2 天后开始在口腔、手心、足心和四肢出现斑丘疹，后期转为疱疹；同时，口腔疱疹会溃烂，有些学前儿童会拒绝进食。1 周后即可痊愈。皮疹消退后不留疤痕。

3. 护理及预防

（1）护理。①让学前儿童卧床休息，注意室内通风；②勤换学前儿童衣被，保持患儿皮肤清洁；③口腔疱疹破溃时，可以口服维生素 B_2；④饮食以清淡、易消化的流食或者半流食为主；⑤注意口腔卫生，用温的淡盐水饭前饭后漱口。

（2）预防。①培养学前儿童良好的个人卫生习惯，勤洗手，勤换衣；②教育学前儿童不吃生冷食物，不喝生水；③疾病流行季节，少去人员密集的公共场合；④发现患儿，及时上报隔离，防止被传染。

（六）流行性乙型脑炎

流行性乙型脑炎简称"乙脑"，是由乙型脑炎病毒引起的急性中枢神经系统传染病。该病主要在夏、秋两季流行。

1. 流行特点

乙脑是人畜共患疾病，受感染的人或动物都可成为本病的传染源，主要经过蚊虫叮咬进行传播。

2. 症状

潜伏期为 10～15 天。大多数学前儿童症状较轻或呈无症状的隐性感染，还有一部分会在最初的 1～2 天出现发热、剧烈头痛、喷射状呕吐、嗜睡等症状；2～3 天后体温可达到 40℃ 以上，并出现惊厥、昏迷等症状。少数患者在痊愈后有后遗症。

3. 护理及预防

（1）护理。①让学前儿童卧床休息，注意室内通风，彻底灭蚊；②勤换学前儿童衣被，经常帮学前儿童翻身，保持学前儿童皮肤清洁；③饮食以清淡、易消化的流食或者半流食为主。

（2）预防。①搞好环境卫生，夏秋季消灭蚊虫，防止蚊虫叮咬学前儿童；②接种乙脑疫苗。

（七）流行性脑脊髓膜炎

流行性脑脊髓膜炎简称"流脑"，是由脑膜炎双球菌引起的化脓性脑膜炎，会引起化脓性脑脊髓膜病变。

1. 流行特点

带菌者和病人为流脑的主要传染源。病原体存在于鼻咽分泌物中，经飞沫和空气传播。该病隐性感染率高，流行期间人群中带菌率高达50%。冬春季通风不畅，呼吸道抵抗力下降是流脑流行的主要原因。

2. 症状

学前儿童患病初期，通常表现为低热、轻微头痛及咽痛等上呼吸道症状，如果不能及时控制，细菌可能会进入血液循环形成菌血症，导致高热、恶心、呕吐。发病几个小时后出现出血性皮疹，按压后不退；学前儿童会频繁呕吐，且呕吐时呕吐物呈喷射状，颈部僵硬，害怕强烈光线，嗜睡昏迷。如发现早，及时治疗，该病治愈率高。

3. 护理及预防

（1）护理。①让学前儿童卧床休息，注意室内通风，勤晒衣物；②环境安静，避免强光刺激；③饮食以清淡、易消化的流食或者半流食为主，多饮水或食用新鲜水果保证充足的水分。

（2）预防。①注意学前儿童的个人卫生，勤换衣物；②接种流脑疫苗；③流行季节少去人员密集的公共场所。

（八）细菌性痢疾

细菌性痢疾是由志贺菌属（痢疾杆菌）感染所致。本病常年散发，夏秋两季多见，是我国的常见病、多发病。

1. 流行特点

细菌性痢疾的传染源包括病人和带菌者。痢疾杆菌随患者或带菌者的粪便排出，通过污染的手、食品、水源或生活接触，以及苍蝇、蟑螂等间接方式传播，最终均经口入消化道使易感者受感染。

2. 症状

潜伏期一般为数小时至7天，通常表现为怕冷、发热达39℃以上、食欲减退、恶心、呕吐、腹痛、腹泻、大便带血等症状；严重者极易发生休克。高热易造成学前儿童惊厥、昏迷。

3. 护理及预防

（1）护理。①让学前儿童卧床休息，注意室内通风，勤晒衣物；②坐便不宜过长，便后清洗肛门；③饮食以清淡、易消化的流食或者半流食为主，切忌辛辣刺激食物；④高热时及时物理降温或药物降温，按时用药，加强治疗。

（2）预防。①加强环境卫生、饮食卫生和个人卫生，勤洗手；②及早发现并隔离病人和带菌者；③夏季尽量不吃生冷食物，做好防蝇工作。

（九）急性结膜炎

急性结膜炎是由细菌或病毒导致的传染性眼病，俗称"红眼病"或"火眼"。

1.流行特点

细菌、病毒存在于患者的眼泪、眼分泌物中。患者用过的毛巾、洗脸水、擦眼睛之后的手等，都可能带上细菌或病毒。健康人如果与患者共用毛巾、洗脸水或用手拿患者摸过的东西，再用手擦眼睛，都可能被传染。

2.症状

眼结膜充血，眼球变红，眼怕光、流泪、分泌物增多、疼痛，伴有低烧、咽痛。

3.护理及预防

（1）护理。勿将患儿眼睛包扎，因为这可能会阻碍眼分泌物的排出，并有利于细菌繁殖。成人为患儿上眼药前要先洗手。

（2）预防。养成良好的卫生习惯，不用手揉眼睛，不用衣襟擦眼，要用自己的毛巾，用流水洗脸，毛巾要经常消毒。去游泳池游泳后要用眼药水预防。

三、学前儿童常见寄生虫病

（一）蛔虫病

蛔虫病是学前儿童食入被蛔虫卵污染的食物，虫卵在人体生长发育成虫，成虫最终寄生在小肠内的疾病。该病会影响学前儿童的食欲和肠道功能，妨碍学前儿童生长发育。

1.流行特点

蛔虫病是典型的"病从口入"。由于学前儿童喜玩泥土，若饭前不认真洗手，生吃不洁的蔬菜，或接触被虫卵污染的食物和玩具，均可能感染此病。

2.症状

（1）营养不良。大量的蛔虫寄生使机体消化不良，食欲不振，导致学前儿童贫血、生长发育迟缓。

（2）睡眠质量差。

（3）肚脐周围疼痛，反复发作。

3.护理及预防

（1）护理。①腹痛时应让学前儿童卧床休息；②按医嘱及时、定期地服用驱虫药；③饮食以清淡、易消化的食物为主，不宜食用油腻、生冷的食物。

（2）预防。①培养学前儿童良好的生活卫生习惯，饭前便后洗手，不随地大小便；②注意饮食卫生，不吃生冷食物，瓜果蔬菜清洗干净后再入口；③托幼园所注意公共卫生，对粪便进行无公害化处理。

（二）蛲虫病

蛲虫病是指蛲虫卵污染了食物、手指等，经口进入到人体，成虫寄生在小肠下段至直肠等部位的疾病。2岁以上学前儿童多见，易在家庭及托幼园所中流行。

1. 流行特点

可以通过被虫卵污染的食物、玩具经口感染，也可经口鼻吸入飞扬的虫卵再咽下而感染。

2. 症状

（1）会阴部或肛门周围瘙痒，影响睡眠，由于奇痒抓破皮后造成肛门周围皮肤脱落、充血，出现皮疹、湿疹，甚而诱发化脓性感染。

（2）若蛲虫钻入肠黏膜，会使学前儿童食欲减退、恶心、呕吐、爱咬指甲、腹痛、腹泻、磨牙、遗尿等。

3. 护理及预防

（1）护理。①夜间睡觉前在肛门周围涂抹治虫药膏，早晨起床后清洗肛门，更换内裤，并高温消毒；②及时、定期地服用驱虫药；③饮食以清淡、易消化的食物为主，不宜食用油腻、生冷的食物；④勤洗床单，勤晒被褥。

（2）预防。①培养学前儿童良好的生活卫生习惯，勤洗手，不吮吸手指；②注意饮食卫生，不吃生冷食物，瓜果蔬菜清洗干净后再入口；③托幼园所注意公共卫生，对粪便进行无公害化处理。

任务3　学前儿童基本护理

情景导入

对于刚刚实习不久的丁丁老师而言，幼儿园里的一些突发事情常常让她手足无措。这不，今天子诺有点发低烧，刚给她冷敷完，晨晨又摔倒了，把膝盖碰得瘀青。早晨入园时梦琪的妈妈还告诉丁丁老师，梦琪耳朵发炎要记得给她滴耳药。

思考：托幼园所教师应该掌握哪些常用的护理技能？

知识精编

当学前儿童生病或者受到伤害时，在留园观察或等候家长期间，需要教师或医护人员进行必要的处理或护理。托幼园所常见的护理项目包括以下几个方面。

一、体温、脉搏、呼吸、血压的测量

（一）测量体温

体温升高是学前儿童患病时常见的一种表现。学前儿童的体温比成人略高，正常学前儿童的肛温在 36.9～37.4℃，舌下温度较肛温低 0.3～0.5℃，腋下温度为 36～37℃。一昼夜之间，会有生理性波动。

测体温前，应看清水银柱是否在 35℃ 刻度以下。如不在，应用拇指、食指紧握体温表上端，手腕用力向外甩动，将水银柱甩至 35℃ 刻度以下。

吃奶、吃饭、哭闹、衣被过暖或室温过高，都会使体温略高，所以测体温最好在进食半小时后、安静状态下进行。

对于发育比较成熟的大班学前儿童，可以采用口腔测温法。测量时将消过毒的口表斜着放于学前儿童舌下，闭嘴用鼻子呼吸，留置 3 分钟后读数。测口温时，家长或教师应陪伴在学前儿童身旁，直到收表，防止学前儿童咬碎体温计引起受伤或水银中毒。小些的学前儿童可使用腋下测温法，先擦去腋窝部的汗水，将体温表水银部放于腋窝中间，上臂紧贴胸壁夹紧体温计，测量时间多为 5 分钟。

查看度数时，一手横拿体温表的上端，使表与眼平行，轻轻转动体温表，就可以清晰地看到水银柱上升的度数。测量后，用冷水清洗体温计，消毒、擦干后收存。

使用直肠测温，即测肛温，应先在肛表水银端涂少许润滑油（食用油、石蜡油均可），再慢慢将水银端插入肛门内约 3 厘米深（婴儿仅将水银头插入即可），3 分钟后取出，用软手纸将肛表擦净。但有腹泻、直肠、肛门疾病患者不宜采用此法。

传统的水银体温计将逐渐淡出市场。目前常用的测体温的工具还有电子体温计、红外线测温枪及测温机器人等，这些工具都可以方便地读取数据。

（二）测量脉搏

一般情况下，脉搏的次数与心率同步，因此测量脉搏可代表心率。

学前儿童脉搏比成人快，年龄越小，次数越多。例如，2～3 岁为每分钟 100～110 次，5～6 岁为 90～100 次。脉搏受个体体力和情绪的影响较大，为减少误差，脉搏测量应在学前儿童安静、情绪稳定时进行。

测量脉搏时，测量者用自己的食指、中指和无名指按在学前儿童的桡动脉或足背动脉处，其压力大小以摸到脉搏跳动为准（见图 5-2）。测量以 1 分钟为计算单位。在计数的同时，应注意观察学前儿童脉搏跳动是否规律整齐、强弱均匀。

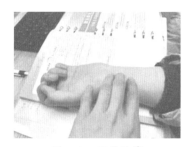

图 5-2　测量脉搏

笔记栏

（三）测量呼吸

学前儿童呼吸的频率比成人快，年龄越小，频率越快。1～3岁为每分钟25～30次，4～7岁为20～25次。测量呼吸次数最好在学前儿童安静或熟睡时进行。

学前儿童以腹式呼吸为主，胸壁起伏不大。观察时可以观察学前儿童的胸壁或腹壁的起伏次数，一呼一吸为一次，以1分钟为计算单位。除计数呼吸次数外，还应观察其呼吸的深浅、节律是否规则。若因种种原因，呼吸微弱，可用棉絮放于学前儿童鼻孔处观察吹动次数。

（四）测量血压

正常的血压是血液循环的前提，血压过低或过高都会造成严重后果，血压消失则是死亡的征兆。测血压前先让学前儿童安静片刻，使用正确的姿势在血压计上测量。

1～2岁（不含2岁）学前儿童的收缩压为85～105毫米汞柱，舒张压为40～50毫米汞柱；2～7岁（不含7岁）学前儿童的收缩压为85～105毫米汞柱，舒张压为55～65毫米汞柱。学前儿童血压与年龄关系密切，年龄越小，血压越低。

二、物理降温

发热是机体的一种保护性生理反应，当体温略有升高时，可刺激机体免疫系统，增加机体免疫力。但当体温升至中度发热以上时，即会对机体造成伤害，应当予以物理降温。物理降温安全、简单，可单独或配合药物降温使用，适用于高热且血液循环良好的学前儿童。常用的物理降温方法有以下几种。

（一）冷敷

冷敷适合一般发热、体温不是特别高的学前儿童。把毛巾折叠成几层，浸在凉水里，拧半干后敷于学前儿童前额部，每5～10分钟换一次毛巾。同时，用冷湿毛巾轻擦腋窝处，使学前儿童体温下降。

（二）温水擦浴

温水擦浴适合发热度数较高的学前儿童。将盆中的水温调至32～34℃，将毛巾沾湿，拧至半干，随后轻轻擦拭颈部侧面、上臂外侧直至手背，再从侧胸经腋窝沿上臂内侧经肘窝至手掌心。注意不要擦拭学前儿童的胸口、腹部、足底等部位，以免引起不良反应。擦浴30分钟后再次测量体温。

（三）酒精擦浴

酒精擦浴适合发热度数较高的学前儿童。将酒精的浓度稀释成40%，用其浸润小毛巾后擦拭学前儿童腋窝及颈部两侧，可使学前儿童快速降温。由于酒精挥发较快，学前儿童可能会感到不适，一般不建议学前儿童使用。

三、受伤后的冷热敷法

学前儿童跌伤、夹伤、扭伤后造成局部红肿或软组织损伤，在冷敷 1～2 天后进行热敷。

冷敷可收缩毛细血管，减轻局部充血和水肿，防止炎症和化脓扩散，使神经末梢的敏感性降低，从而减轻痛苦。冷敷需要将小毛巾在冷水或冰水中浸湿，然后拧干敷在患处。每隔 1～3 分钟更换一次，持续 15～20 分钟。也可以用毛巾包裹着冰袋敷于局部，但要注意避免冻伤。

热敷有扩张血管、加速血液循环、消肿消炎的作用。热敷需要将 50～60℃ 的水注入热水袋中，用毛巾包裹后置于患处；也可用热毛巾、加热的理疗盐袋热敷患处，根据气温高低和伤情，可多次热敷。

四、给药

（一）口服药物

口服药物是学前儿童常用的治疗疾病的方法。

喂药前，首先要核对学前儿童的姓名及药物名称、剂量、浓度、服用方法，避免错服药物。同时要鼓励学前儿童自己服药，增强信心，消除其对服药的恐惧。

其次，根据药物剂型的不同采取不同的喂药方式。例如，固体药物鼓励学前儿童自己吞服，必要时可以碾碎用温水溶化后服用；液体药物应先摇匀，再用带刻度的量杯或吸管取出适量的药物，用勺子从学前儿童口角处顺口颊方向慢慢倒入，待药液咽下后再取出勺子，防止学前儿童将药液吐出；油剂型药物则可以直接将油剂滴于学前儿童口中或滴于饼干、馒头上直接食用。

学前儿童可能会哭闹，拒绝服药，需要采取被动喂药法。方法是：将药剂研成粉末，放在小勺里，加点糖和少许水，调成半流状；让学前儿童取卧位，枕头略抬高，或将其抱起，头侧位，用左手拇指压下其下颚使其张口，右手将盛药的勺尖紧贴嘴角把药倒入；待药咽下后取出小勺（小勺应小于口腔容积的 1/2），松开左手。需要注意的是，喂药时不能捏鼻子。

（二）滴眼药

眼科最常用的治疗方法是滴眼药水和涂眼药膏。眼药应该放在阴凉干燥的地方保存，用前应仔细查对患儿姓名及药名、浓度、用法，防止用错药。

滴眼药水时，让学前儿童将头部稍后仰，眼朝上，然后用手指轻轻分开其上下眼皮；滴 1～2 滴眼药水在下眼睑处，嘱咐学前儿童轻轻转动眼球，使药水均匀分布于眼内；滴完后轻轻压迫学前儿童泪囊几分钟。

涂眼药膏宜在学前儿童睡前进行。操作前，清洗双手，检查涂棒是否光滑，消毒后蘸取少量眼药膏，叮嘱患儿向上看，用拇指分开下眼皮，将涂棒上的药膏涂在下眼皮内，将涂棒平行由外眼角部抽出，叮嘱学前儿童轻轻闭眼，使药膏分布均匀。

注意：在滴眼药水或涂眼药膏时，首先，要保持双手清洁；其次，检查药物的名称、剂量和用法，并检查有无变色、污染。另外，滴管不要离学前儿童眼睑太近，滴管不要触及学前儿童睫毛或眼睑，以免造成眼药水污染或碰伤幼儿眼睛。同时，应注意不要将眼药水滴在眼球上，因为眼球神经分布广泛，对外来刺激很敏感，容易刺激学前儿童揉眼，引起不适。

（三）滴鼻药

学前儿童有鼻炎或感冒引起鼻塞时，常需要鼻腔局部滴药。

滴药前，首先检查药物的名称、剂量及有效期，向学前儿童讲解用药的方法，消除学前儿童的恐惧，并获得学前儿童的配合。让学前儿童仰卧在床上，使头尽量后仰，鼻孔向上，然后沿鼻孔一侧滴入1～2滴药水，两个鼻孔都要滴药，轻轻按压鼻翼，使药液均匀分布于鼻腔黏膜。滴药后保持原姿势3～5分钟，便于药物吸收，也可防止药物流入咽喉内。

（四）滴耳药

外耳道发炎或中耳炎引起鼓膜穿孔，常需要通过外耳道局部滴药进行治疗。

给学前儿童滴药时，先用卫生棉球将外耳道分泌物擦去，让学前儿童侧卧，患耳朝上，固定好头部，牵拉学前儿童耳廓，使外耳道变直。将2～3滴药水滴入耳中，随后轻轻按摩耳屏，使药水充分流入外耳道深处，滴药后保持原姿势5～10分钟，便于药液吸收。

五、翻转眼皮

当异物进入眼睛时，常常需要翻转眼皮。

翻上眼皮：叮嘱学前儿童向下看，轻轻闭上眼睛，用洗干净的食指压住上眼睑中间的位置，拇指向上外翻就可以将上眼皮翻转。

翻下眼皮：叮嘱学前儿童向上看，轻轻闭上眼睛，用洗干净的拇指向下拉下眼皮即可将下眼皮翻转。

翻转眼皮后，可用灭菌生理盐水冲洗或用干净柔软的毛巾轻轻拭去异物；切不可用嘴吹，以免发生感染。

六、简易通便法

简易通便法适用于便秘、大便干结、无法自主排出或排便困难的学前儿童。常用的是开塞露通便法。开塞露呈锥状圆柱形，密封在塑料壳内，含有50%甘油或山梨醇，每支10毫升。学前儿童一般一次使用一支。

操作前，先将封口处打开，把管口修剪圆滑，避免划伤学前儿童，挤出少量液体润滑管口。使学前儿童左侧卧位，轻轻用手分开学前儿童的臀部，露出肛门，将开塞露顶端的管口轻轻插入肛门，用力挤压使药液注入肛门内，尽量让药液在患儿肛门内保留的时间长一些，以利于软化干硬的大便。

知识巩固与活动提升

知识巩固

一、真题链接

1.（单选）皮疹呈向心性分布（即躯干多，面部、四肢较少，手掌、脚掌更少）的疾病是（　　）。（2017 年下半年幼儿教师资格证《保教知识与能力》真题）

A. 麻疹　　　　　B. 水痘　　　　　C. 手足口病　　　　　D. 猩红热

2.（单选）免疫时间较短，可多次感染的传染病是（　　）。（2023 年下半年幼儿教师资格证《保教知识与能力》真题）

A. 流感　　　　　　　　　　　B. 水痘

C. 麻疹　　　　　　　　　　　D. 腮腺炎

3.（单选）幼儿在户外活动中扭伤，出现充血、肿胀和疼痛，教师应对幼儿采取的措施是（　　）。（2015 年下半年幼儿教师资格证《保教知识与能力》真题）

A. 停止活动，冷敷扭伤处　　　　　B. 停止活动，热敷扭伤处

C. 按摩扭伤处，继续活动　　　　　D. 清洁扭伤处，继续活动

4.（结构化面试）一个幼儿在上课的时候发烧了，作为教师，你怎么办？（2019 年下半年幼儿教师资格证结构化面试真题）

二、复习与思考

1. 简述学前儿童腹泻的病因及防护措施。

2. 简述学前儿童近视的防护措施。

3. 简述传染病的特点及主要传播途径。

4. 简述传染病预防与管理的三个环节。

5. 简述手足口病的流行特点、症状及防护措施。

6. 简述常见的物理降温方法。

项目 5 知识巩固
参考答案

活动提升

活动名称：

给药。

活动目标：

通过模拟喂药操作，进一步提升对学前儿童进行基本护理的能力。

活动准备：

笔、婴儿或娃娃模型（有外衣）、温开水、水杯、记录本、喂药匙、口服药（药片、药液）、眼药水、鼻药水、耳药水、棉花签、用药卡。

活动过程：

（1）以小组为单位，各成员依次进行口服药、眼药水、鼻药水、耳药水的操作。

（2）操作时，先清洁双手，根据用药卡准备用药；正确进行喂药操作，必要时进行语言描述；说明用药方式，保障学前儿童安全。

（3）小组成员讨论，修正操作与描述。

活动总结：

结合教师指导，各小组进行小结，各成员总结并提交活动报告（参看附录）。

活动延伸：

（1）拜访托幼园所资深保教人员（或在见习期间），学习并总结保教人员的判断及应对学前儿童疾病的经验。

（2）了解肛灌法的使用目的，掌握肛灌法的使用方法。需准备的器材：假娃娃、肛灌注射器、肛灌皮条或塑胶指套、开塞露、肥皂条、纱布、植物油。使用方法及过程如下。一是进行惊厥处理。①将假娃娃侧卧，将肛灌注射器吸入 20 毫升 10% 的水合氯醛溶液，插上肛灌皮条，在皮条前端 2/3 处涂上植物油。②将皮条前端的 2/3 插入假娃娃肛门内，迅速将药液推入，然后慢慢抽出皮条。③用纱布将假娃娃肛门捂紧 10 分钟后再松开。二是进行便秘处理。①将假娃娃侧卧，将开塞露剪口，涂上植物油。②将开塞露塞入娃娃肛门中并挤入润滑剂，10 分钟后一般可有便意。三是进行扩肛处理。①将小手指（剪去指甲）戴上指套，沾上植物油。②将手指伸入娃娃肛门 1/2 ～ 2/3 处，来回转动几次后抽出。③每日 1 ～ 2 次，帮助扩肛排便。注意：扩肛法不宜长期使用。

注：本项目学习结束后，填写"项目学习评价表"（参看附录），并提交给教师。

|项目6|学前儿童急救及常见安全事故防护

传承与发展

心肺复苏的"前身"传

心肺复苏术是针对骤停的心脏和呼吸采取的救命技术，目的是恢复患者的自主呼吸和自主循环。心肺复苏术的发明及完善，已经经历了数千年的历史。

我国古人多采用呼唤患者、针刺"人中"和"涌泉"等穴位的方法。从现代医学的角度来看，这些只能判断患者的神志情况，无法起到心肺复苏的作用。此外，有的方法还会给患者带来更大伤害。

到1世纪，张仲景和华佗在史书中均提出胸外按压的启蒙理论。张仲景《金匮要略》中记载"救自缢死方"，其急救过程涵盖了现代心肺复苏术的基本技术，尤其是其"形神并重"的急救理念，这在现代复苏术中仍然是重要指导原则：既要保证心肺复苏，又要保护大脑功能。华佗在《华佗手札》中也有类似的描述。隋代巢元方所著的《诸病源候论》指出，心肺复苏中，恢复呼吸和循环同样重要。到明代，心肺复苏技术不但得到发展，还在民间得到普及。清朝时期，出版了不少急救专著，中国的心肺复苏技术还传播到日本等邻国，并被广泛接受。

学习目标

1. 具备基本的急救知识，初步掌握外伤止血、心肺复苏的操作技能。
2. 掌握学前儿童常见安全事故的处理办法，能够做出准确的判断和正确的处理。
3. 了解学前儿童常见安全事故发生的原因，掌握预防的措施。
4. 树立安全为重的理念，培养高度的责任意识，具有敬佑学前儿童生命的职业精神。

思维导图

学前儿童急救及常见安全事故防护
- 学前儿童急救
  - 急救原则
  - 急救处理程序
  - 常见急救技术
- 学前儿童常见安全事故防护
  - 学前儿童常见安全事故的护理
  - 学前儿童安全事故的预防

◯ 任务 1　学前儿童急救

■ 情景导入

在今天的户外活动中，中班的欣然和启辰都在滑梯上玩耍。欣然坐在滑梯上准备下滑时，启辰突然冲上前抢先滑下。结果欣然被挤下滑梯后摔倒在地上，哭了起来。值班王老师忙上前查看，发现欣然的左小腿不能动弹了。

思考：此时，王老师该怎么办呢？

✓ 知识精编

急救，即紧急救治，指当发生意外或疾病时，施救者在医护人员到达前，依据医学护理的原则，利用现有的物资对伤患进行初步的救援和处理。学前儿童极易发生意外事故，在意外事故发生后的最初几分钟，成人若能够准确判断伤情并迅速采取措施，就能改善学前儿童伤情甚至挽救学前儿童的生命。

一、急救原则

第一，先复苏后固定。即伤员既有心跳呼吸骤停，又有骨折时，应当首先实施心肺复苏术，进行口对口人工呼吸和胸外心脏按压。

第二，先止血后包扎。为防止伤员血液大量流失，应当先采取指压法或止血带等方法止血，再按科学方法包扎伤口。

第三，先重伤后轻伤。这是指先抢救心跳呼吸骤停、窒息、大出血、开放性及张力性气胸、休克等，再进行伤口包扎。

第四，先救治后运送。受伤后 12 小时是最佳急救期。

第五，急救与呼救并重。在实施急救之前，应当拨打 120，简要陈述清楚情况。

二、急救处理程序

（一）立即终止损伤

急救时，要立即终止损伤。例如，如果烫伤，立即清除烫源；如果触电，立即切断电源；如果溺水，立即救起溺水者等。

（二）判断伤情

1. 根据发生意外的现场判断

当意外事故发生后，急救者应迅速赶到事发地，根据现场线索找出事故起因，并初步评估可能引起的伤害及受伤程度。此外，需要评估现场是否还存在潜在危险，例如坍塌、火灾等。如果存在，应迅速带伤者脱离险地。当发生触电、溺水、中毒、异物进入气管、外伤大出血等意外时，要迅速采取有效的急救措施，避免伤者死亡。

2.根据生命体征的变化判断

基本的生命体征包括呼吸、脉搏、体温和血压四个方面。伤病会引起患儿生命体征的变化，如呼吸的节律不规律、脉搏变得节律不齐、瞳孔的散大与收缩等都能反映幼儿的病情。检查患儿的生命体征，可初步判断伤情。

（1）检查呼吸：将耳朵或者手心放在患儿的鼻孔或口腔处，观察有无气体进出，同时观察胸腹有无起伏。正常情况：呼吸均匀规则，如 3 ～ 7 岁幼儿每分钟 22 次左右；严重情况：时深时浅，时快时慢。

（2）检查脉搏：用手测颈动脉或桡动脉跳动情况，一般不测股动脉；可将耳贴在学前儿童左胸听心跳情况。正常情况：脉搏每分钟 60 ～ 100 次；严重情况：节律不齐，细快而弱。

（3）检查出血：观察是否有呼吸急促、心慌脉细、面色苍白、手脚发凉或直出冷汗等反应。轻微情况：失血量小于 10%，无明显不适；严重情况：失血量大于 20%，会产生休克；垂危情况：失血量大于 30%，生命危险。

（4）检查神志：用喊、拧或轻拍的方式，不能剧烈地摇、推学前儿童。正常情况下，神志清醒，无延迟反应；严重情况下，神志呆板、反应迟钝或烦躁不安；垂危情况下，毫无反应，确认昏迷。

3.根据临床表现判断

（1）若学前儿童局部出现红肿、疼痛、皮肤出血、活动受限，应首先考虑其软组织是否受到损伤。

（2）若学前儿童四肢局部肿胀、畸形、疼痛明显，患肢不能活动，应该考虑是否有脱臼或骨折现象。轻伤患儿无明显的全身症状。

（3）若学前儿童出现面色苍白、烦躁不安、出冷汗、手脚发凉、呼吸急促、心跳快而弱、血压下降等全身症状，应该考虑颅脑和内脏是否受到损伤。颅脑有外伤具体表现为头晕、头痛、呕吐、抽搐、昏迷等，腹腔内脏受到损伤表现为恶心、呕吐、腹部明显压痛等。

（4）若学前儿童神志呆板、反应迟钝或烦躁不安，说明伤情严重。

（三）呼救和上报

伤情不太严重时，立即通知相关人；伤情严重时，先拨打 120 求救，再通知相关人。例如，在托幼园所，首先要通知保健医生，报告托幼园所领导，然后根据伤情进行处理，结合情况通知家长；若伤情严重时，要立即拨打 120 急救电话求救，再通知保健医生、园所领导和家长等。

（四）现场急救

要对伤员进行科学的处理。当伤员出现窒息、心跳停止、大量出血、呼吸道异物堵塞及骨折等紧急情况时，须立即进行现场急救，争取时间抢救生命。

三、常见急救技术

（一）创伤止血技术

学前儿童活泼好动，容易发生创伤出血，很多意外事故都会造成出血。少量出血不会危及生命，但是当短时间内失血量超过全身血液30%时，就会危及生命。

1.出血部位

（1）内出血：体表见不到，血液由破裂的血管流入组织、脏器或体腔内。胸、腹腔内大血管破裂，或肺、肝、脾脏等内脏破裂伤和颅内出血等内出血，出血量难以估计，且易被忽视，危险性极大。

（2）外出血：体表可见到，血管破裂后，血液经皮肤损伤处流出体外。

出血判断具体见表6-1。

表6-1　出血判断

出血类别	判断	血液颜色
动脉出血	动脉血管压力较高，出血时血液自伤口向外喷射或一股一股地冒出，速度快，量多，人在短时间内大量失血，危及生命	鲜红色
静脉出血	出血时，血液呈涌出状或徐徐外流，速度稍缓慢，量中等	暗红色
毛细血管出血	微小血管出血，血液像水珠样流出或渗出，量少，但多能自行凝固止血	由鲜红变暗红色

2.失血症状

（1）面色苍白、口渴、冷汗淋漓、手足发凉、软弱无力、呼吸紧促、心慌气短。

（2）脉搏细速，甚至摸不到；血压下降；表情淡漠，甚至神志不清。

3.止血方法

（1）按压止血法。按压止血法通过用手指压迫伤口近心端的动脉来达到阻断血流而止血的目的，是一种临时短暂的止血方法，用于出血量较多的伤口，有快速止血的作用。在使用时应注意患肢（即受伤的肢体）抬高、位置准确、力度适中，如图6-1所示。

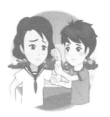

图6-1　按压止血

各主要部位止血方法如下。①颞浅动脉压迫点，用于头额部的出血，压迫同侧耳屏前的颞浅动脉。②肱动脉压迫点，用于上肢（上臂远端以远）出血，在上臂中段内侧向后外压迫肱动脉。③指动脉压迫点，用于手指的出血，压迫同指根部两侧的指动脉。④股动脉压迫点，用于下肢大出血，用拳头或掌根压迫同侧腹股沟中点内下方的股动脉。相关压迫点如图6-2所示。

颞浅动脉压迫点　　　　肱动脉压迫点　　　　指动脉压迫点　　　　股动脉压迫点

图 6-2　止血压迫点

（2）加压包扎止血法。适用于小动脉、静脉及毛细血管出血，如图 6-3 所示。

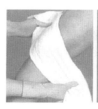 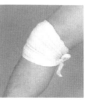

图 6-3　加压包扎止血

（3）加垫屈肢止血。此法适用于外伤出血量较大、肢体无骨折损伤者。注意观察肢体远端的血液循环，如图 6-4 所示。

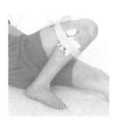

图 6-4　加垫屈肢止血

（4）止血带止血（如图 6-5 所示）。止血带止血法只适用于四肢大血管损伤时，出血凶猛且其他止血方法不能止血时。使用止血带法要注意以下几点。①只适用四肢上的大出血。②必须加垫或扎于衣裤外面。③部位：上肢：上臂上 1/3 处；下肢：大腿中部；离断伤：伤口最近端。④注明扎带时间，每 40 ～ 50 分钟松开一次，每次松开 3 ～ 5 分钟。⑤不得用电线、麻绳、尼龙绳、铁丝等代替，抬高伤肢，松紧适宜。

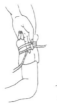 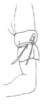 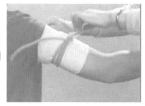

图 6-5　止血带止血

◆ 笔记栏

（5）填塞止血。对于伤口较深较大、出血多、组织损伤严重的应急救治。用消毒纱布、敷料（如无，用干净布替代）填塞在伤口内（如图 6-6 所示），再用加压包扎法包扎。

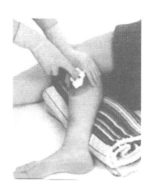

图 6-6　堵塞止血

（二）心肺复苏

心脏骤停之后，4～6 分钟就会对大脑造成不可逆的损害，10 分钟后脑死亡概率高达 100%！如果能在 4 分钟内正确使用心肺复苏，抢救成功率可以达到 50% 以上；如果超过 6 分钟，只有 4% 的概率；超过 10 分钟生存几率就十分渺茫了。一般急救医生是很难在 4 分钟内赶到现场的，学习心肺复苏可以在危急关头挽回他人一命。

心肺复苏

据统计，我国平均每分钟就有 1 个人死于心脏性猝死。大部分人认为，遇到心脏骤停患者，首先是拨打 120。实际上，救护车到达时，患者已经基本失去了救活的希望。即使救活，也会有各种严重后遗症。

1. 判断情况

是否需要采取心肺复苏可以根据以下 5 点来判断。

（1）呼吸断断续续或者停止。

（2）颈动脉搏动消失（用 2 只手指触摸喉结两旁任意一侧）。

（3）皮肤苍白或者明显发青发紫。

（4）瞳孔散大。

（5）意识丧失。

2. 步骤操作

（1）检查周围环境，确保自身和他人的安全。

（2）轻拍被救助者的肩膀并大声呼唤"你还好吗"，检查是否有意识，如果没有意识，请求周围的人帮忙拨打 120，询问现场是否有专业急救人员一起实施抢救，并着手进行下一步处理。

（3）打开气道：左手扶住额头，右手用两指抬起下颚。

（4）用食指和中指按压倒地者喉部器官旁 1～2 厘米处的颈动脉，判断是否有脉搏。同时脸颊贴近鼻翼，目视胸部的起伏，判断有无呼吸。判断时间应在 10 秒内。

（5）在采取心肺复苏之前，必须确保救护车已经在来的路上。

（6）成人交叉双手，左手压在右手上，扣住右手（左撇子反过来），用右手的掌根压在胸口中央，大概是两个乳头中间的位置，快速并用力往下压，力度不够则达不到效果，以下压 5 厘米左右为准，如果施救者是力气较小的女士，可以全力往下压。1～6 岁学前儿童：用一只手进行，向下按压 3～4 厘米。1 岁以下学前儿童：用两只手指，向下按压 3 厘米左右。按压要注意频率，每分钟 100～120 次最佳。

（三）人工呼吸

在简易版的心肺复苏基础上，配合人工呼吸，每按压 30 下做 2 次人工呼吸，可以提供更多的氧气给被救助者，这就是完整版的心肺复苏术（CPR）。

人工呼吸

步骤一：清理口腔异物。将倒地者头部偏转，取出口腔内的异物。

步骤二：打开气道。将倒地者的头部归位，左手扶住额头，右手用两指抬起下颚。

步骤三：吹、排气。一只手放在学前儿童的前额，并用拇指和食指捏住鼻孔，另一只手抵住下巴让头尽量后仰；深吸一口气，采用大口包小口（婴幼儿可以连同鼻子一块包住）向学前儿童连续吹气 2 次，每次吹气时间 1～1.5 秒，直到胸廓抬起；停止吹气，松开学前儿童的嘴，并放开捏住鼻孔的手。

步骤四：重复动作。用耳朵去听是否有气呼出，再深吸一口新鲜空气为第二次吹气做准备；当学前儿童呼完气，继续进行第二次吹气。

步骤五：第二次吹气。一定要等到前一次吹的气呼出才可进行。若倒地者由于溺水或电击等原因陷入假死状态，需要持续进行心肺复苏术，直到其苏醒或专业救助人员赶来。

◯ 任务 2　学前儿童常见安全事故防护

▌情景导入

自由活动刚开始，星星就哭了起来，李老师立刻过去查看，看见星星的左手食指被娃娃家小刀划破了。李老师一边给她处理伤口一边安慰星星："马上就不流血了。"李老师很快就包扎好了。过了一会，李老师听见"咚"的一声，发现是朝阳的头撞到桌子了。李老师过去一看，朝阳的头已经发青了，他龇着牙，眼泪在眼眶中直打转。李老师说："朝阳真坚强，来，老师给你用冰袋敷一敷。"

思考：学前儿童磕磕碰碰、小伤小痛时有发生，你知道该怎么护理吗？

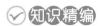

知识精编

一、学前儿童常见安全事故的护理

（一）轻微外伤护理

1. 擦伤

擦伤是学前儿童最为常见的外伤，往往都是表皮受损，所以伤势比较轻微。对于这样浅表的、面积也较小的伤口，可以使用碘酒进行局部消毒。如果没有碘酒也可以用干净的水清洗伤口，再贴上创可贴。

2. 刺伤

如果是被钉子、针、玻璃等锐利的物品刺伤，一般会有少量血流出。因为伤口窄、深，细菌不易被排出，所以容易引发炎症。在进行紧急处置伤口时需要挤压伤口，这时会有血流出，同时细菌也会被排出。可以使用流动的水反复挤压干净，并使用消毒棉纱包扎。如果伤口较大，建议就医处置。

假如导致刺伤的异物是木屑类的，并滞留在皮下，可以先用冰敷局部皮肤，使局部麻木，再用消毒过的针轻挑开皮肤，使异物暴露出来，然后使用消毒后的镊子取出异物，局部再用碘伏消毒，贴创可贴。

若是被锈钉、锈刀割伤，且伤口很深，24 小时内必须注射破伤风疫苗。

3. 淤血

淤血一般都是外力导致皮下毛细血管破裂，血液由毛细血管破裂处渗至皮下，所以在完整的皮肤上可以看到一片瘀青，此时外渗至皮下的血液已属异物，而且皮下神经丰富，因此疼痛感明显。

刚出现的淤血，应即刻使用凉水或冰块冷敷消肿。每次冷敷 20 分钟，每隔 1 小时敷一次。24 小时内不要揉搓伤处。在淤血发生 24 小时后，可以用温热水敷患处或者温水泡脚，以促进血液循环，加速淤血消散。一般来说，皮下淤血都能被机体慢慢吸收，时间大概需要 2 周。

根据症状判断伤处有无骨折、脱臼，并通过观察判断脑和内脏是否受损。学前儿童若伤情严重，应立即采取急救措施并送医。若皮肤破损出血，不要冷敷，及时做止血处理。

（二）异物入体护理

1. 异物入眼

学前儿童眼内异物最为多见的是小沙粒、小飞虫等。异物入眼后，学前儿童常感到眼睛不适，眼睛疼痛，睁不开眼，流泪不止，有的学前儿童会不自觉地用脏手揉搓，这样很容易导致眼角膜的损伤。处理异物入眼，可按以下方法操作。

（1）让学前儿童轻轻闭上眼睛，切不可用脏手揉搓眼睛，以免损伤眼角膜。

（2）成人清洁双手后，才能为学前儿童处理入眼异物。

笔记栏

（3）异物黏在眼结膜表面时，可用干净柔软的手绢或棉签轻轻拭去；或让学前儿童眨眼、流泪，利用泪水将异物带出。

（4）若异物嵌入眼睑结膜囊内，则需要翻开眼皮方能拭去。让学前儿童眼睛向下看，用拇指和食指捏住眼皮，轻轻向上翻，找到异物后，用干净的棉签、纱布或手帕轻轻擦去。或者让学前儿童眼睛向上看，用拇指和食指捏住眼皮，轻轻向下拉，找到异物后，用干净的棉签、纱布或手帕轻轻擦去。

（5）若采用各种方法仍不能取出异物，学前儿童仍感到非常不舒适，则应立刻通知学前儿童家长带其去医院检查。

2. 异物入耳

外耳道异物多由学前儿童自行放入，或由他人放入，可引起耳鸣或局部感染等。外耳道异物一般分为两种，一种是非生物异物，如小石块、纽扣、豆类等；另一种是生物异物，如小昆虫等。应根据进入学前儿童外耳道异物的种类，采取合适的方法取出该异物，如采取的方法无效，应立即去医院处理。

（1）小虫等异物：可用强光接近学前儿童的外耳道，或吹入香烟的烟雾将小虫诱引出来；或者可使学前儿童患耳朝上侧卧，耳内滴入数滴食用油，将虫子黏住或杀死，再用温水将其冲出。

（2）非生物性异物：采取倾斜头、单脚跳跃的动作，将小豆子、小石头等小物品跳出来。切不可用小棍捅、用镊子夹，否则易损伤学前儿童的外耳道及鼓膜，或者使异物更不容易取出。豆类等植物性异物忌用水灌冲，因为其遇水后膨胀，更不易取出，甚至会引发感染。

3. 异物入鼻

学前儿童常把豆子、小珠子、纽扣、花生米、橡皮等较小的异物塞入鼻中，这可能会引起鼻塞、流涕、打喷嚏。若异物长期存留在鼻腔，鼻腔黏膜溃烂感染，会发生鼻炎，甚至引起气管异物。异物入鼻护理操作如下。

（1）异物塞入一侧鼻孔，则让学前儿童深吸一口气，用手堵住无异物的一侧鼻子，用力擤鼻子，异物即可排出。

（2）可刺激学前儿童的鼻黏膜，使其打喷嚏，使异物喷出。

（3）切不可擅自用镊子夹取异物，否则会将异物捅向鼻子深处，甚至落入气管，危及生命，此时应立即送至医院处理。

4. 异物入咽

咽部异物以鱼刺、骨头渣、瓜子壳、枣核等较为多见。咽部异物最好是让学前儿童张大嘴，用手电筒照射，然后用镊子取出，切不可采用大口吞饭以求将异物咽下的方法，否则会使异物越扎越深，若扎破大血管，十分危险。保育员若不能轻易地将咽部异物取出，应立即带学前儿童上医院处理。

5. 异物入喉

学前儿童在吃花生、瓜子等零食或口含其他小物品时，如仍在跳、跑或嬉笑打闹，容易将异物吸入气管。异物进入气管后，学前儿童常有剧烈的刺激性呛咳、呕吐、面色青紫、呼吸困难等症状出现。一旦发生此情况，应进行及时急救。

（1）手掌击背法：让学前儿童趴在成人大腿上，头部向下倾斜，成人用掌拍其后背将异物排出。

（2）腹部冲击法（海姆立克急救法）：成人站在学前儿童身后，双手环抱其腹部（一只手握拳，拳心放在肚脐上方的上腹部中央，另一只手紧握此手），迅速用力向上挤压，使肺内形成高压，利用高压气流将异物冲出。

（3）若仍不能取出，应立即将其送往医院处理。

（三）动物咬伤护理

1. 宠物咬抓伤

动物咬伤可能会感染金黄色葡萄球菌、链球菌属、多杀性巴氏杆菌和厌氧菌等微生物。护理方法如下。

（1）挤压伤口：尽量将可能带病毒的血挤出。

（2）冲洗伤口：先用肥皂水彻底清洗伤口，再用大量清水反复冲洗伤口，最好是用水龙头的急水冲洗。

（3）伤口消毒：用过氧化氢或酒精对伤口进行消毒，最后用碘酒消毒。

（4）伤口处理：伤口不做包扎，可覆一层无菌纱布。

（5）送医治疗：完成上述处理后立即送往医院治疗。一般被宠物咬（抓）伤，无论轻重都要在24小时内注射狂犬疫苗。如果伤口较深还要注射预防破伤风抗毒素。

2. 蚊虫叮咬蜇伤

学前儿童外出玩耍时容易受到蚊虫的叮咬，常见的有蚊子、蜜蜂、黄蜂、洋辣子等昆虫引起的咬蜇伤。

（1）蚊子叮咬。使用花露水、风油精、清凉油等涂抹在被叮咬处，有消炎止痒的作用；使用酒精、碘酒涂抹被叮咬处，有杀菌清毒的作用；使用皮炎平涂抹被叮咬处，有消毒止痒的作用。

（2）蜂蜇伤。①剔出断刺：用消毒的镊子、针剔出留在皮肤上的断刺。②吸出毒液：用力掐住被蜇处，用嘴吸吮出毒素。③中和清洗：蜜蜂的毒液为酸性，蜇伤后应用肥皂水、小苏打水等碱性液体清洗伤处；黄蜂的毒液为碱性，蜇伤后应用食醋、柠檬汁等酸性液体涂抹伤处。若因蜂毒过敏出现休克，应紧急送医。

（3）洋辣子蜇伤。①除去毛刺：用橡皮膏将留在伤处皮肤里的毛刺黏出。②中和清洗：洋辣子的毒是酸性的，因此可用肥皂水或其他碱性液体清洗，10分钟左右即可减轻症状。③消炎：在伤口涂抹抗生素防止发炎、溃烂。若发生大面积红肿或过敏，应及时将患儿送往医院治疗。

（四）烫伤护理

在学前儿童烫伤事故中，因为热水、热粥和热汤而烫伤的比较多，明火烧伤次之。据不完全统计，全国每年有 14 万儿童发生烧烫伤，国务院印发的《中国儿童发展纲要（2021—2030 年）》已经把预防儿童烧烫伤等伤害纳入"儿童与安全"领域。没有安全防护的热水壶、放着未调温度的洗澡水、灶台上刚泡好的奶……生活中常见的事物，却可能在瞬间对孩子造成烧烫伤害。烧烫伤发生后，第一时间要做好烫伤急救五步骤：冲、脱、泡、盖、送，以便将伤害降至最低。

1.冲

学前儿童被烫伤后应第一时间用流动的凉水对患处冲洗 20 分钟左右，能快速减轻疼痛感，也能避免热力逐渐扩散到深层组织。用普通的自来水即可，无须冰敷，不然会冻伤皮肤而加重损害。水流应适度，不能太急，不然会把水泡冲破。若躯干或脸部被烫伤，不方便用流动的水冲洗，可以把干净的毛巾放在凉水中浸湿且冷敷。

2.脱

用凉水冲洗 20 ～ 30 分钟，尝试着缓慢把烫伤处的衣服脱掉，也可以用剪刀轻轻地剪开。不过一定要注意动作轻柔，衣服有可能跟皮肤黏连，强行用力脱可能会把水泡弄破，甚至把皮肤撕掉而加重损害。若衣服已经跟皮肤黏连在一起，就应该保留黏连的一部分，仅去除周围的衣服就行。

3.泡

若烫伤的面积小，不妨放在冷水中浸泡半个小时，这样能缓解疼痛，稳定学前儿童的情绪。若烫伤面积较大，不能长时间浸泡，不然会造成低体温而威胁生命。

4.盖

用无菌纱布缓慢盖住烫伤的部位，若没有无菌纱布可以选择干燥且干净的毛巾，万万不要用有毛的物品盖住，否则会与伤口黏连在一起，影响创面处理。

5.送

经过以上处理后，还需及早就医治疗，送医过程中一定要保护好创面。

烫伤后千万不能乱涂抹东西，如芦荟胶、牙膏、酱油等，不仅没有任何作用，反而会造成感染，同时也会影响医生判断；也不能自行把水泡挑破，更不能自行去掉痂皮，以免使得创面暴露而诱发细菌感染。

（五）脱臼骨折护理

由于护理不当，加之学前儿童生性好动和关节腔较浅的生理发育特点，学前儿童骨折的发病率较高，约占儿科疾病的 15%，以外伤性骨折为主。在 4 岁以内的学前儿童中，脱臼也时有发生。骨折或脱臼如不及时处理，会使关节不同程度地丧失功能，严重时还可损伤血管和神经。骨折与脱臼的特征和护理具体见表 6-2。

表6-2　骨折与脱臼的特征和护理

	骨折	脱臼
特征	（1）学前儿童受伤后面色苍白、出冷汗，触摸部位或活动时疼痛严重。 （2）局部出现明显肿胀或外形改变，幼儿哭闹不止。 （3）受伤部位出现骨擦音	（1）脱臼常发生在下颌、肩、肘、髋关节等部位。一般都是牵拉不当、外伤或有较强的被暴力史。 （2）脱臼后患处出现肿胀、疼痛及活动功能受限。 （3）依据脱臼的部位，学前儿童可出现活动受限的特定体位。因肢体形态位置变移，可出现肢体缩短或延长，关节处明显畸形
护理	（1）送医院之前，不能让骨折部位活动，可找小木板或树枝等物作夹板，附于患侧肢体上，在夹板或肢体之间垫一层棉花或毛巾、布之类的物品，用带子捆绑，松紧适宜，且超过上下两个关节。 （2）四肢固定时，应暴露手指、脚趾，以便观察血液循环情况，调节夹板的松紧。 （3）若发现流血不止，应立即止血；若颈部受伤，要让学前儿童仰卧，并在其颈部两侧垫一些卷成一定厚度的软质材料。 （4）若脊椎骨折，切不可平抱或挪动学前儿童，应由两名以上的成人用手平抬至担架上	（1）发生脱臼时，不要乱动脱臼关节，用绷带或者三角巾将患肢挂在脖子上。 （2）尽快就医，预防休克。若已休克时，应取平卧位，保持呼吸道通畅，注意保暖，并及时送医院进行抢救

（六）晕厥与惊厥护理

托幼园所中还会有突发情况的出现，如学前儿童晕厥、高热惊厥等。晕厥与惊厥的特征和护理具体见表6-3。

表6-3　晕厥与惊厥的特征和护理

	晕厥	惊厥
特征	学前儿童晕厥常见的引发因素多为精神紧张、空气闷、站立过久、低血糖等。晕厥发生前多有短时间的头晕、心慌、眼前发黑、四肢无力等晕厥先兆，然后失去知觉晕倒，伴有脸色苍白、四肢发冷或出冷汗等症状	俗称抽风、抽筋、抽搐，是学前儿童常见的急症，常因高热、流脑、菌痢、癫痫等引起。惊厥常突然发作，发作时意识丧失，同时会急骤发生全身或四肢及面部的抽动，眼球上翻、凝视、斜视，呼吸弱而不规则甚至暂停，面色青紫，口吐白沫，发作时间不等，有时反复发作
护理	（1）平卧：让学前儿童平卧，取头低脚高位，松开其衣领和腰带。 （2）按摩：从下肢做向心性按摩，促进血液流向头部。 （3）休息：在学前儿童清醒后（一般短时间休息后会清醒），可给其喝糖水等热饮，不要让其立刻起床，避免引起再次晕厥	（1）松开学前儿童的衣领和腰带，让其侧卧，擦去其口鼻异物。 （2）把拧成麻花状的手绢放在学前儿童上下牙之间，以免其咬伤舌头。 （3）指压人中穴止惊厥，然后及时将学前儿童送医院救治

（七）误食毒物护理

活泼好动是学前儿童的天性，他们好奇心强、分辨能力差、缺乏安全意识和知识，很容易把异物、玩具等当成食物吞下。如果误食的物品是有毒的物品，那急救方法就不同于异物入口了。

1. 误食家庭常备药片和药剂

（1）判断学前儿童意识是否清醒。如果意识清醒，问清误食毒物的种类和剂量。

（2）尽快催吐。用干净手指刺激学前儿童的舌根部，引发呕吐，把胃容物连同药物、毒物一起吐出。

（3）口服洗胃。误食药品后 6 小时内均应洗胃，越早越好。催吐之后，让学前儿童喝 100～300 毫升的水，喝完以后用干净手指刺激他的舌根部，引发呕吐，让学前儿童把刚才喝的水连同药物、毒物一起吐出来。反复几次，直至呕出的液体清亮透明、无色无味为止。吐出来的东西要留一部分在玻璃瓶里，方便医生做毒物鉴定。

（4）处置完毕，立即送往医院。

2. 误食剧毒老鼠药

由于老鼠药的类型不同，对人体造成的影响也不同。老鼠药一般对消化道有很强的腐蚀性，严重的可以影响血液系统，造成机体出血，甚至死亡。所以误食老鼠药后，要紧急前往医院，一刻都不能耽误。

3. 误食洁厕灵等洗涤用品

洗衣液等弱碱性或中性洗涤剂基本上没太大的毒性，应立即让学前儿童喝醋、柠檬汁、橘子汁等来弱化碱性。学前儿童喝得不多，那一般没有什么影响，可以采用催吐和多饮水增加尿量的方式来解决问题。如果学前儿童喝的量比较多，而且症状比较严重，就要尽快去医院。

4. 误食碘酒等消毒物品

碘酒等具有强烈刺激或腐蚀作用，应立即让学前儿童口服稠米汤或面糊等含淀粉的液体，减轻对胃黏膜的损伤。84 消毒液是一种以次氯酸钠为主的高效消毒剂，味道很不好，一般不会被学前儿童误服。一旦发现学前儿童误喝了 84 消毒液，应立即让学前儿童喝下大量牛奶，以最大程度地保护学前儿童的消化道。如果学前儿童的食道、胃部不适，应及时就诊。如果学前儿童喝了酸性很强的毒物，如浓盐酸消毒液，千万不要催吐，否则会给学前儿童的消化道带来二次伤害，而应立即饮入牛奶、豆浆、蛋清、食用油，以保护胃黏膜。基本处理以后，应尽快送学前儿童去医院进一步救治。

（八）溺水护理

带学前儿童下水游泳的家庭并不少见，可在游玩的过程中，安全问题可不能大意。据相关报道，每年因溺水导致学前儿童死亡的案例屡屡发生。因此，掌握这项急救方法，尤为重要。

步骤一：下水迅速救上岸。由于学前儿童溺水并可能造成死亡的过程很短，所以应以最快的速度将其从水里救上岸。若学前儿童溺入深水，抢救者宜从背部将其头部托起或从上面拉起其胸部，使其面部露出水面，然后将其拖上岸。

步骤二：清除口鼻里的堵塞物。学前儿童被救上岸后，使学前儿童头朝下，立刻打开口腔，用手指清除口腔和鼻腔内杂物，解开衣扣和腰带，再用手掌迅速连续击打其肩后背部，让其呼吸道畅通，并确保舌头不会向后堵住呼吸通道。

步骤三：倒水。方法一：抢救者单腿跪地；另一腿屈起，将溺水儿童俯卧置于屈起的大腿上，使其头足下垂。然后颤动大腿或压迫其背部，使其呼吸道内积水倾出。方法二：将溺水儿童俯卧置于抢救者肩部，使其头足下垂，抢救者做跑动姿态就可倾出其呼吸道内积水。注意倾水的时间不宜过长，以免延误心肺复苏的时间。

步骤四：心肺复苏。若溺水儿童呼吸、心跳暂停，迅速用口对口吹气法和胸外心脏按压法进行抢救，促使溺水儿童恢复呼吸和心跳。

步骤五：紧急就医。

二、学前儿童安全事故的预防

（一）学前儿童安全事故发生的常见原因

造成学前儿童安全事故的原因很多，既有客观因素，也有主观因素。通过大量的调查和研究，一般可以归纳为以下五个方面。

1. 社会经济的快速发展导致的危险因素增多

近年来，随着社会的快速发展，现代化进程的不断加快，为学前儿童成长提供了很好的条件。但随着人们生活方式的转变、家用电器的普及、城市建筑的高层化、汽车数量的急剧增加、社会心理问题的加剧，也使学前儿童发生意外伤害事故的各类危险因素的增多，威胁着学前儿童的生命安全。

2. 监护人的疏忽

学前儿童伤害的发生大多是因为家长、教师及其他监护人缺乏防范意识和安全知识。很多家长和年轻的幼教老师往往在事故发生后说："根本没想到孩子会发生意外。"

3. 家庭教育的不够重视

在当代中国整个应试教育大环境的影响下，家长更重视对学前儿童的"知识"教育，认为学前儿童只要学习好，其他方面的知识技能学不学无所谓。其实不然，有些必要的安全防范知识和技能在关键时刻能够挽救学前儿童的生命或让其远离危险。调查发现，3～6岁学前儿童中将近50%的学前儿童有极少的安全意识，约有10%的学前儿童安全意识极其薄弱，对生活中可能发生的危险缺乏应有的防范意识和必要的自救技能，不能躲避风险。

4. 学前儿童身体机能的不完善

（1）身体活动度大，动作协调和快速反应能力不够。学前儿童天生活泼好动，尤其是男孩，喜欢攀高、滑楼梯扶手、爬窗台或阳台的护栏、从高处往下跳等，这些都易发生摔伤。学前儿童由于运动能力不完善、动作不协调、平衡能力较差，发生意外事故时逃避能力差。比如，当对面扔过来一个重物，成人一般能够及时进行判断，及时躲避，而学前儿童往往不知所措或乱跑，极易被砸伤。

（2）行为学习欲望强，危险意识差。俗话说："初生牛犊不怕虎。"学前儿童由于没有意外伤害的经历和痛苦，不了解意外伤害的危险性和严重性，因而什么都想试试。比如，1～2岁的学前儿童特别喜欢摸洞洞，尤其是插销上的洞洞，这时就很容易被电伤。

（3）身体各部位组织和器官幼嫩。例如，学前儿童的皮肤嫩、皮层薄、体表面积小，同样一杯开水引起的烫伤，成人受伤程度轻、面积小，而学前儿童则受伤程度重、面积大，比成人严重。学前儿童的颅骨骨质比成人薄，成人从床上摔下去一般问题不大，但学前儿童从床上摔下可能造成严重的颅骨骨折或颅脑损伤。

5. 托幼园所内教育设施存在安全隐患

托幼园所各种不健全的规章制度也会造成学前儿童意外伤害事故的发生。园所内的教育设施若存在安全隐患，如用电设施不安全、户外活动器械存在安全隐患、园所使用易燃物等，都极易造成事故的发生。

（二）学前儿童安全事故发生的预防原则

通常情况下，学前儿童的伤害是突然发生的，所以人们习惯称其为"意外伤害"。但是，多数学者都认为伤害是可防可控的。提高学前儿童自身的安全防护意识，并加强安全管理和监护，是减少学前儿童伤害发生的重要措施。因此，预防学前儿童伤害发生的基本原则有以下几个方面。

1. 加强看护的原则

学前儿童的伤害大多是因成人的看护不力造成的，因此细心地看护学前儿童是避免伤害事故发生的保障。比如，禁止学前儿童在嬉戏打闹、奔跑及讲话时进食；指导学前儿童在睡觉时被子不能蒙头、不使用过度松软的枕头，消除睡眠过程中的安全隐患等；加强看护，将学前儿童与室内及周围环境中的危险水源隔离，是减少溺水的有力措施。

2. 消除隐患的原则

环境设施、用品安全的隐患常常是学前儿童伤害发生的罪魁祸首，因此学前儿童的一切用品均要符合安全的规范。加强防火、防电意识，消除火灾隐患；

加强厨房用具、电热用品及开关的管理，降低烧伤、烫伤、切割伤的发生率；安全储藏有毒物品、药品等，放在学前儿童看不到、碰不到的地方；强化饮食卫生管理，减少学前儿童中毒情况的发生；建筑物应符合安全标准，阳台、窗户应安装防护栏，楼梯的高度和坡度应符合学前儿童生长发育的特点，在洗手间铺设防滑地砖等，都是消除隐患的具体措施。

✏ 笔记栏

3. 加强安全教育的原则

学前儿童生活的环境不可能没有任何危险，并且学前儿童本身也缺乏生活经验，因此需要成人对其进行安全教育。教育的内容主要包括以下几方面。

（1）生活安全。成人应告诉学前儿童生活中存在的危险，使学前儿童知道生活中的安全知识并掌握一定的安全技能。例如：不携带和玩耍锐利的器具，如小刀、针头等；不爬墙、不爬树、不爬窗台；上下楼梯时靠右行，不推挤；不玩水、不玩火、不玩电器，懂得水、火、电的危险，不独自玩烟花爆竹；不逗玩猫、狗、蜂、蝎等可能伤人的动物，不随便触碰植物；不把地上捡来的东西放入嘴中，不乱吃东西；不准别人摸自己穿背心和裤衩的地方；外出时紧跟家长或教师，不接受陌生人的东西，不跟陌生人走。

（2）活动安全。成人应告诉学前儿童活动和游戏的规则。例如：玩大型玩具时，不抢不挤依次进行，等前面的同伴完全走开后再开始；玩秋千、跷跷板时要坐稳抓牢；玩中型器械，如玩游戏棒时，不要伤到其他幼儿，特别是头和眼睛位置；玩小型玩具时，不要将其放入口、鼻、耳中；在活动中不做危险动作，不争不抢，礼貌谦让，不能抓、咬、打同伴等。

（3）交通安全。成人应告诉学前儿童交通规则，教育学前儿童遵守交通秩序。例如：认识红绿灯、斑马线等交通标识，知道它们的意义和作用；知道"红灯停，绿灯行，黄灯亮了等一等"；知道"人走人行道，走路靠右行"；马路上不追逐玩耍、不翻越栅栏等。

（4）自救知识和求救方法。成人应教给学前儿童安全自救知识，如火灾时如何自救、地震时如何自救、走失时如何自我保护等；要求学前儿童记住110、119、120求救电话，知道它们的作用并能正确使用；要求学前儿童在独处遇到危险时大声向周围呼救；要求学前儿童清楚地记住自己的姓名、托幼园所的名称、父母的姓名、家庭地址、电话号码，并学会在紧急情况下如何保护自己。

4. 制度管理的原则

在制度管理方面，应规范学前儿童食品、用具、服装等的安全生产和使用。在公共场所加强对学前儿童安全的提醒（如绘制明显、简单的提示图示等），同时制定相应的规章制度。比如，在公共交通工具上和餐厅等场合使用学前儿童座椅可以在一定程度上避免危险的发生。托幼园所应制定安全制度并严格执行，将安全教育时时刻刻放在首位，并把安全检查落到实处，做到预防为主、时时防范，从而把意外伤害降到最低。

知识巩固与活动提升

知识巩固

一、真题链接

1. （单选）幼儿突然出现剧烈呛咳，伴有呼吸困难，面色青紫。这种情况可能是（　）。（2016 年上半年幼儿教师资格证《保教知识与能力》真题）

A. 急性肠胃炎　　　　　　　　B. 异物落入气管

C. 急性喉炎　　　　　　　　　D. 支气管哮喘

2. （单选）被黄蜂蜇伤后，正确的处理方法是（　）。（2015 年上半年幼儿教师资格证《保教知识与能力》真题）

A. 涂肥皂水　　　　　　　　　B. 用温水冲洗

C. 涂食用醋　　　　　　　　　D. 冷敷

3. （单选）下列几种意外事故，不正确的处理方式是（　）。（2023 年上半年幼儿教师资格证《保教知识与能力》真题）

A. 有小飞虫进入幼儿眼里，翻开眼皮后用海绵签轻轻擦去

B. 幼儿跌倒后轻微的擦伤，对伤口清洗去污，涂上消毒药品

C. 幼儿鼻内进了小珠子、豆粒等圆滑异物，用镊子去取

D. 幼儿被蜜蜂轻度蜇伤后，在伤口涂淡碱水或肥皂水等弱碱性液体

4. （结构化面试）午餐时，有小朋友洗手回来摔跤流血了，你怎么办？（2019 年下半年幼儿教师资格证结构化真题）

二、复习与思考

1. 简述急救处理的程序。

2. 简述创伤止血的主要方法。

3. 简述异物入喉的急救方法。

4. 简述烫伤的急救步骤。

5. 简述溺水护理的具体操作步骤。

6. 简述学前儿童安全事故发生的预防原则。

项目 6 知识巩固
参考答案

活动提升

活动一

活动名称：

鼻出血的应急处理。

活动目标：

（1）知晓鼻出血的典型症状、危害、常见原因及预防措施。

（2）能够根据学前儿童的初步伤病情况评估，正确对学前儿童实施

鼻出血处理细节

应急处理。

活动准备：

冰袋或者冷毛巾、温水、纸巾等。

活动过程：

（1）将成员分成四组，两组合作实操，另两组观摩，发现并记录问题。之后互换。

（2）应急处理过程：观察鼻出血环境与情形，找出鼻出血原因，进行鼻出血处理评估，进行止血操作，止血后注意观察。

活动总结：

结合教师指导，各小组进行小结，各成员总结并提交活动报告（参看附录）。

活动二

活动名称：

心肺复苏与人工呼吸操作。

活动目标：

通过模拟操作，掌握学前儿童心肺复苏和人工呼吸的操作步骤。

活动准备：

娃娃模型、手表、纱布、手电筒。

活动过程：

（1）将成员分成四组，两组合作实操，另两组观摩，发现并记录问题。之后互换。

（2）处理过程：评估现场环境，评估患者情况，进行操作，在简易版的心肺复苏基础上，配合人工呼吸操作。

活动总结：

结合教师指导，各小组进行小结，各成员总结并提交活动报告（参看附录）。

注：本项目学习结束后，填写"项目学习评价表"（参看附录），并提交给教师。

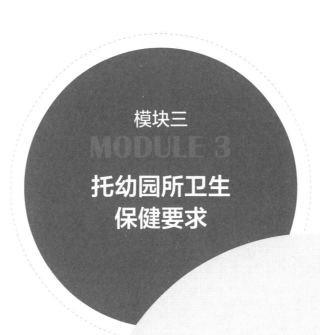

模块三
MODULE 3
托幼园所卫生
保健要求

|项目7|托幼园所的卫生与保健

🌊 传承与发展

托幼一体化

"托幼一体化"旨在统整托幼资源，将托育机构与幼儿园的保育与教育相互衔接，其目的是提高学前儿童保教质量，优化托幼资源，促进学前儿童全面健康成长。

幼儿园是对3周岁以上学龄前幼儿实施保育和教育的机构。狭义的学前教育即指针对3～6岁的幼儿的教育。针对3岁以下婴幼儿提供托育服务的机构，国家卫生健康委组织制定了《托育机构设置标准（试行）》和《托育机构管理规范（试行）》，为加强托育机构专业化、规范化建设，之后又下发了《托育机构保育指导大纲（试行）》等政策文件。"托育"不再仅仅是"托"层面，而是"养与育"的结合，更注重专业看护和科学早教。

《中华人民共和国国民经济和社会发展第十四个五年规划和2035年远景目标纲要》指出："严格落实城镇小区配套园政策，积极发展多种形式的婴幼儿照护服务机构，鼓励有条件的用人单位提供婴幼儿照护服务，支持企事业单位和社会组织等社会力量提供普惠托育服务，鼓励幼儿园发展托幼一体化服务。推进婴幼儿照护服务专业化、规范化发展，提高保育保教质量和水平。"

在幼儿园中开设托班已成为我国当前"托幼一体化"的主要形式之一。

◇ 学习目标

1. 了解托幼园所卫生与保健的任务、职责及内容要点。
2. 理解托幼园所常规生活制度制定的依据及实施注意事项。
3. 了解托幼园所主要的卫生保健制度。
4. 理解托幼园所卫生与保健工作中的保教结合。
5. 能在教育活动中顺利开展卫生与保健工作。
6. 遵守托幼园所保教工作要求，培养爱岗敬业的工作态度与精神。

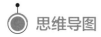 思维导图

```
                  ┌─ 托幼园所卫生与保健      ┬─ 托幼园所卫生与保健工作的任务、职责与主要内容
                  │  工作及制度认知          └─ 托幼园所卫生与保健的主要制度
                  │
                  │                          ┌─ 托幼园所物质环境的卫生要求
  托幼园所的    ──┼─ 托幼园所的环境卫生      ├─ 托幼园所精神环境的卫生要求
  卫生与保健       │   与消毒                └─ 托幼园所活动场所和物品的卫生消毒
                  │
                  │                          ┌─ 托幼园所的保教工作与原则
                  └─ 托幼园所的保育与教育    ├─ 托幼园所生活活动的保育与教育
                                             ├─ 托幼园所游戏活动的保育与教育
                                             └─ 托幼园所教学活动的保育与教育
```

✎ 笔记栏

◯ 任务1　托幼园所卫生与保健工作及制度认知

◾ 情景导入

　　在月月正式入园前，幼儿园组织了一次家长体验活动。园里给家长介绍了园所的文化理念，请家长和幼儿品尝了园里给幼儿准备的膳食，请家长和幼儿在活动室体验了一次有趣的端午节手工亲子活动，之后组织幼儿在户外体验了一次体育游戏活动。月月妈妈特别留意了一下活动室张贴的一张一日生活安排表，幼儿的一日生活安排满满当当。

　　思考：幼儿园为什么要制定一日生活安排表，还有哪些卫生与保健制度？

✅ 知识精编

　　托幼园所为学前儿童提供一个良好的、符合卫生保健要求的环境，是保证学前儿童健康发展的基础，也是做好保教工作的重要前提。托幼园所卫生保健工作应严格执行国家各项规定，参照《托儿所幼儿园卫生保健管理办法》和《托儿所幼儿园卫生保健工作规范》（以下简称《规范》）等执行。

一、托幼园所卫生与保健工作的任务、职责与主要内容

（一）托幼园所卫生与保健工作的主要任务

　　托幼园所卫生保健工作的主要任务是贯彻预防为主、保教结合的工作方针，为全体学前儿童创造良好的生活环境，预防控制传染病，降低常见病的发病率，培养健康的生活习惯，保障学前儿童的身心健康。

（二）托幼园所卫生与保健工作的职责

　　第一，设立保健室或卫生室，根据接收学前儿童的数量配备符合相关资质的卫生保健人员。

　　第二，新设立的托幼园所，应按卫生评价要求设计和建设。

　　第三，制订适合本园所的卫生保健工作制度和年度工作计划，定期检查各项卫生保健制度的落实情况。

　　第四，严格执行工作人员和学前儿童入园所健康检查及定期健康检查制度。坚持晨、午检及全日健康观察工作，卫生保健人员应当深入各班巡视。做好学前儿童转园所健康管理工作。定期开展学前儿童生长发育监测和五官保健，将学前儿童体检结果及时反馈给家长。

　　第五，加强园所的传染病预防控制工作。做好入园所学前儿童预防接种证的查验，配合有关部门按时完成各项预防接种工作。建立学前儿童传染病预防控制制度，做好晨、午检，学前儿童缺勤要追查，因病缺勤要登记。明确传染

病疫情报告人,发现传染病病人或疑似传染病人要早报告、早治疗,相关班级要重点消毒管理。做好园所内环境卫生、各项日常卫生和消毒工作。

第六,加强园所内伤害预防控制工作,建立因伤害缺勤登记报告制度,及时发现安全隐患,做好园所内伤害干预和评估工作。

第七,根据各年龄段学前儿童的生理、心理特点,在卫生保健人员参与下制订合理的一日生活制度和体格锻炼计划,开展适合学前儿童年龄特点的保育工作和体格锻炼。

第八,严格执行食品安全工作要求,配备食堂从业人员、管理人员和食品安全监管人员。制定各岗位工作职责,上岗前应当参加食品安全法律法规和儿童营养等专业知识培训。做好学前儿童的膳食管理工作,为学前儿童提供符合营养要求的平衡膳食。

第九,卫生保健人员应当按时参加妇幼保健机构召开的工作例会,并接受相关业务培训与指导;定期对托幼园所内工作人员进行卫生保健知识的培训;积极开展传染病、常见病防治健康教育,负责消毒隔离工作检查指导,做好疾病预防与管理。

第十,根据工作要求,完成各项卫生保健工作记录的填写,做好各种统计分析,并将数据按要求及时上报辖区内妇幼保健机构。

(三)托幼园所卫生与保健工作的主要内容

托幼园所卫生保健的主要工作内容包括一日生活的合理安排、幼儿膳食的管理与营养、幼儿体格锻炼、幼儿与工作人员的健康检查、卫生与消毒、传染病预防与控制、常见病预防及管理、伤害预防、健康教育及相关的信息收集工作。

二、托幼园所卫生与保健的主要制度

(一)托幼园所的一日生活制度

1.制定合理的一日生活制度的意义

合理的一日生活制度包含学前儿童每日在园内的主要活动,如入园、进餐、睡眠、游戏、户外活动、教学活动、离园等环节。托幼园所制定并实施合理的一日生活制度,可以使学前儿童的生活既丰富多彩又有科学性,有利于学前儿童的生长发育,培养他们有规律的生活习惯,也能为保教人员顺利开展工作提供必要的条件。

2.制定一日生活制度的依据

在制定一日生活制度时,必须全面地考虑多种因素,主要依据如下。

(1)学前儿童身心发展特点。一日生活制度需要从每一个学前儿童的现有水平出发,关注他们实际的需要。比如,根据时间顺序,早晨7:00~8:00时,学前儿童的神经系统经过一晚的休息,能力逐渐上升,安排早操和晨间活动可使大脑皮层的机能活动"兴奋"。上午9:00~10:00达到最高峰,学前儿童在这一阶段精力充沛，是最佳用脑时间。因此，可以安排集体教学等需要学习、思考的活动。上午 10：00 ～ 11：00，学前儿童神经系统兴奋性逐渐降低，此时可以安排轻松的游戏。此外，教师要善于发现学前儿童疲劳的外部表现，及时组织休息或调整活动安排。一日活动要动静交替，避免大脑皮层功能下降，记忆力减退，损害学前儿童健康；要为学前儿童建立安全感，让他们在熟悉的环境中产生稳定的情绪。

（2）教育教学的要求。一日生活日程的设计需要考虑教育教学的要求。根据学前儿童的年龄特点合理安排教学活动。例如：依据学前儿童的注意特点，设计教学内容、时长和难度；依据学前儿童的思维特点，增添体验类活动，如舞蹈、绘画、泥塑、劳动、观察、戏剧等。

（3）家校合作的需要。安排学前儿童一日的生活作息制度，要与家长建立良好的合作关系，使学前儿童在家和在幼儿园的生活教育效果得到强化。比如，依据家长工作时间的需要制定生活日程。

（4）地区的特点和季节的变化。地区差异，如南方和北方、城市和农村的差异。季节的变化，如一年四季的气温、降水差异等。

3. 执行一日生活制度的注意事项

（1）坚持执行。制定合理的一日生活制度后，全园工作人员必须严格遵守，贯彻始终，按一日生活的各个环节，准时开展各项活动。同时，托幼园所也要更新学前儿童卫生保健的教育理念，提高学前儿童保教的质量。

（2）保教结合。卫生保健和教育工作紧密结合，在一日生活的各个环节对学前儿童开展完整的教育活动。

（3）家园同步。家庭和托幼园所是学前儿童学习和生活的主要场所，双方都要为学前儿童的卫生保健工作作出努力。教师要创建有利于家园共育的合作模式，家长要主动参与、积极配合。充分发挥双方的教育优势，同时延伸教育效果。

（4）个别照顾。教师应考虑学前儿童对制度的适应性，对需要特别关注的学前儿童，如免疫力低下的学前儿童，要给予更加细心的照顾。

（5）培养良好的卫生习惯。良好的卫生习惯包括大小便、饮食、盥洗、劳动与互助，以及生活自理能力等，它是发展学前儿童智力、培养良好行为及独立能力的必要条件，也是培养学前儿童热爱劳动、团结友爱等良好品德的需要。

（二）体格检查制度

1. 入园所前的体格检查

学前儿童在入园所前一周，要进行一次健康检查，这项检查一般在特约医疗单位进行，通过检查可了解其生长发育及健康状况，以鉴定其是否适合过集体生活，并预防将传染病带入托幼园所。

笔记栏

2. 定期体格检查

一般1岁以内，每3个月检查一次，1周岁时做一次总的健康评价；1～3岁，每半年检查一次，3岁时做一次总的健康评价；3～7岁，每年检查一次，7岁时做一次总的健康评价。

3. 晨间检查

晨间检查的主要目的是防止学前儿童将传染病及危险品（如小钉子、玻璃片等可造成创伤的小物件）带到园所内。检查步骤包括一问、二摸、三看、四查。

（1）一问：通过询问家长，了解其回家后的健康状况，包括精神、食欲、睡眠、大小便等情况，以及有无咳嗽等疾病症状。

（2）二摸：通过触摸其前额粗略判断是否发热，对可疑发热者应测量体温。

（3）三看：观察其精神、脸色是否正常；有无流泪、流鼻涕、眼结膜充血等现象；注意皮肤是否有皮疹（特别注意面部、耳后、颈部）。

（4）四查：检查其口袋中是否有可造成创伤的小物件。

4. 全日健康观察

结合日常护理，全日健康观察应该随时注意学前儿童是否有异常表现。观察的重点包括精神、食欲、大小便、体温及睡眠情况。尤其是在传染病流行期间，更要注意其健康状况，以便早发现、早隔离、早治疗。保教人员每日午间、晚间（全托）应巡视班级一次，对可疑情况及时处理，及时了解缺勤原因，如果是因为传染病，则要对该班所有学前儿童及时采取预防措施，并对环境进行彻底的消毒处理。

（三）预防接种制度

预防接种是预防和消灭传染病综合措施的重要组成部分。我国卫生部于1982年颁发了《全国计划免疫工作条例》，学前儿童预防接种制度正式开始在全国实施，并将每年4月25日定为"幼儿预防接种日"。

国家免疫规划疫苗
儿童免疫程序序表

预防接种有一定的接种类别、时间和剂次等程序，幼儿进入托幼园所以后，预防接种的任务应该由托幼园所和家长共同承担起来，配合卫生防疫部门，完成计划免疫工作。预防接种前后的卫生要求主要如下。

1. 接种前

（1）入园所时必须建立预防注射卡，严格按规定进行接种。在登记卡上，应详细记载学前儿童的传染病史和接种记录，以便做好预防接种工作。

（2）应事先与当地的卫生防疫机构联系，由保健医生安排具体接种时间并执行。当班教师应做好组织工作，同时应做好宣传和教育工作，使学前儿童了解接种的目的和注意事项，消除恐惧心理，以便顺利完成接种工作。

（3）严格按照规定的剂量、次数、间隔时间进行接种。在进行预防接种前必须详细查阅生物制品（菌苗、疫苗）说明书，按规定的剂量和途径接种，不得擅自减少或加大接种剂量。仔细核对瓶签及使用期限，凡标签不清楚或已过期的，不能使用。阅读说明书时，注意禁忌范围，不得擅自放宽。在接种部位有严重皮炎、牛皮癣、湿疹及化脓性皮肤病的儿童，应治愈后再接种；当学前儿童有感冒发热或有其他病时，不应进行预防接种，以防加重病情；脑和神经系统发育不正常、有脑炎后遗症、癫痫的儿童，不能接种乙脑和百日咳疫苗，以防引起抽风；严重营养不良、严重佝偻病、先天性免疫缺陷的儿童，不应注射任何预防针，因为这些儿童缺乏产生免疫力的原料或形成免疫力的器官功能不佳，不能产生免疫力或反应严重；有过敏体质、哮喘、荨麻疹，以及接种疫苗曾发生过敏的儿童不宜接种，因为疫苗中含有极其微量的过敏原，可导致发生过敏反应；腹泻者，大便每天超过4次者不宜用脊髓灰质炎糖丸活疫苗；在传染病流行期间，密切接触了传染病患者的儿童，不宜马上接种疫苗，必须经过该传染病的最长潜伏期后没有发病再接种。

2. 接种时

接种时，要严密观察学前儿童的反应。一旦发现头晕、恶心、呕吐、面色苍白、心跳加速、脉搏增快、出冷汗等过敏反应要立即进行抢救（事先预备好急救药品）。

3. 接种后

接种后会引起不同程度的反应。若接种后注射部位红肿痛痒或轻微发热、头痛、恶心等，这是正常反应，一般不需要处理；若接种后出现局部红肿扩大、疼痛加剧或腋下淋巴结肿痛、全身高热、头痛等症状，则应及时治疗，以防发生意外。

接种后要注意休息，寒冷季节要注意保暖。在接种后一两日内不做剧烈运动，以减轻接种后的反应。每次接种后要在预防接种卡上记载注射日期、剂量、次第、初次免疫还是加强免疫，防止漏种、错种、重种，同时要保存好预防接种卡。

（四）隔离制度

许多传染病在早期传染性最强，所以尽早隔离病人是控制疾病流行的重要环节。

1. 对患儿的隔离

一旦发现患传染病或有可疑病者，应迅速将其与健康者分开。隔离应有单独的房间或隔离室。隔离患儿应有专人护理，按时给患儿吃药、测体温、详细记录病情，并合理安排他们的生活与饮食。患不同传染病的应分别隔离，以免相互传染。隔离室的工作人员要固定，不串班、不与健康者接触、不进厨房，进入隔离室要戴口罩、穿隔离衣，离开隔离室时要脱去隔离衣，并用来苏水或肥皂仔细洗手。隔离室的玩具、用具，必须单独使用，并定期消毒。隔离者吃剩的东西，绝对不能再让别人吃。

2. 对接触班的隔离

对接触班的隔离是将与急性传染病患儿所在的班和其他未接触病人的学前儿童隔离，直到该传染病最长潜伏期终了时再无新患者发现为止。其主要目的有两个：一是密切观察早期症状，二是切断传染途径。对接触班的学前儿童，应该进行医学观察，并采取必要的防治措施。观察他们的饮食、精神、大小便、体温等是否异常，安排好一日活动并适当增加营养，同时随时将护理观察的情况告知医生，打预防针、服预防药，达到有病医治、无病防病的目的。观察期间，接触班不串班，做到分散活动，以缩小传染范围。另外，还应对接触班进行彻底的消毒。

3. 对家属及工作人员的要求

家属或工作人员患了传染病要及时汇报。必要时，应采取相应措施。

（五）环境卫生与消毒制度

消毒是除去或消灭机体以外各种物体上的病原体（细菌、病毒），以达到减少或消灭感染和交叉感染的目的，是切断传播途径的重要措施。托幼园所的环境包括物质环境和社会心理环境两个部分。物质环境是指托幼园所内的建筑物以及室内外各种设施、设备和用具。社会心理环境是指对学前儿童教育产生直接影响的精神环境。托幼园所创设环境时首先应考虑的要求就是安全卫生性。托幼园所是学前儿童密集的场所，若不注意卫生消毒，就可能导致引发疾病，因此有效而科学的环境卫生与消毒制度十分重要。

（六）安全管理制度

1. 饮食制度

学前儿童的进食环节、饮水环节及厨房制作饮食的环节都是安全隐患最多的地方，为了确保饮食安全，必须对入口的饮食从采购、清洗、加工、组织等环节密切监管，形成一套合理的工作流程，避免危害。

（1）食品卫生。为学前儿童选购食品时，应确保食物的卫生与新鲜。霉变、腐烂变质的食物，含有农药、人工色素等有害物质的食物，以及天然有毒食物应排除在学前儿童饮食的选择范围之外。食物被细菌污染后腐烂变质，不仅营养素被大量破坏，营养价值降低，还会产生致病因素。如粮食、玉米、花生霉变后产生黄曲霉毒素会致癌，腐烂的肉类中有大量的普通变形杆菌、大肠杆菌，能使蛋白质和脂肪分解产生有害物质。

◎案例材料

某学前儿童园所陆续出现几十名学前儿童疑似食物中毒病例，发病的学前儿童有发热、腹泻、腹痛和里急后重的症状。专家组判定本起食物中毒事件的起因为食品加工操作环节不严谨，使食物被福氏志贺氏菌4c型污染造成痢疾暴发而引起的。

◎分析

此次食物中毒是因为学前儿童园所食堂中餐饮从业人员未能遵守餐具严格消毒和食品生熟分开的原则。案例提示各托幼园所应做好各项卫生工作，确保学前儿童的饮食卫生、安全。

（2）烹调制备卫生。为学前儿童烹调食品要最大限度地保存食物中含有的营养素并能杀灭细菌，增加色香味，刺激学前儿童食欲，有利于学前儿童消化吸收。①减少维生素B的损失。淘米的次数不宜过多或反复搓洗；做面食如馒头、面条时不放碱或少放碱；煮面条、下馄饨和饺子的汤及米汤应充分利用。②减少维生素C的损失。蔬菜应先洗后切，洗后不应放置过久；炒菜时要急火快炒，时间不宜过长；炒前避免用水久泡、用开水烫；随做随吃，不留隔夜菜。适量加醋可以减少食物中维生素的损失，同时醋还可以促进肉类及骨中钙的溶解吸收，并去除动物性食物的腥味。

（3）厨房卫生。托幼园所的食堂应当接受当地卫生主管部门的管理和监督，申领《卫生许可证》，并严格执行《中华人民共和国食品安全法》。厨房要有合乎卫生要求的面积，各室的安排要适合工作程序，厨房的墙壁、地面应防水、防潮、易于清洗。厨房应有防蝇、防鼠、防蟑螂的设施，有排烟、排气的设备，有污物处理设备。厨房应有提供清洁水源和排除污水的设施，室内不能有明沟和积水，下水道要保持通畅，洗碗、洗菜的池子应与洗拖把的水池分开。厨房消毒设备应齐全，餐具、食具每次用后应洗净并及时消毒。消毒后的餐具要妥善放置，以免受到污染。厨房的设备布局和工艺流程应当合理，防止待加工食品与直接入口食品、原料与成品交叉污染，生熟食品应分开，厨房用具如刀、案板、盆、筐、抹布等也要分开。厨房应有通风设备，以降低厨房的温度和湿度；窗户应开阔并装有纱窗，有人工照明，使厨房明亮，以便彻底清除污物，保持清洁。

🔗拓展阅读

做好食堂的卫生管理工作

第一，人员关。托幼园所的食堂必须符合相应的资质，取得卫生许可证；从业人员必须经过体检，取得健康证后才能够上岗。同时，托幼园所要加强对从业人员的管理与教育。

第二，设施关。托幼园所应当按照有关要求，配齐托幼园所食堂所需的各种器材和设备，确保食堂的硬件达标。

第三，采购关。食堂要确保采购的原材料新鲜、干净，符合卫生标准。

第四，储藏关。食堂在储藏原材料或者熟食时，一定要按照有关的标准和要求进行，防止食物腐败、变质。

第五，加工关。食堂在加工食物的过程中，要保证严格按照操作程序，确保食物加工到位，防止因为加工失误引发的食物中毒。

第六，食用关。食物从加工好到学前儿童食用的过程中，食堂工作人员和保教人员一定要确保整个过程符合卫生标准，做好餐具的清洁和消毒工作，防止学前儿童在进餐过程中发生意外。

（4）炊事人员卫生。厨房炊事人员在制作和供应食物时，应避免细菌等病原微生物的污染。炊事人员必须保证身体健康并注意操作规范，应做到定期检查、保持个人卫生及严格操作规程三点。①定期体检。炊事人员在上岗前必须体检，不合格者不得参与厨房工作。此后每年必须体检 1～2 次，并接受卫生知识培训，凭卫生部门颁发的合格证持证上岗。炊事人员如果患上肝炎、肺结核、皮肤病等传染性疾病应立即调离岗位，痊愈后经体检合格才能恢复工作。家属中如有急性传染病患者，该炊事员也应暂时离开厨房工作，直至检疫隔离期满才能复岗。②保持个人卫生。勤洗澡、洗头，勤剪指甲，勤换衣服。注意手的清洁，上班前、大小便后要洗手。工作时应穿工作服并保持清洁，如厕前要脱去工作服，工作帽要能包盖住头发。烧菜、分菜时要戴口罩，不对着食物说话、咳嗽、打喷嚏，也不得直接从食具中取食物品尝。③规范操作流程。使用工具、容器必须分类使用、定位存放，用后清洗、消毒。应妥善处理剩余原料，确保调料盒及时加盖，新、老油分开等。

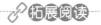 拓展阅读

常见的细菌性食物中毒

1. 变质的剩饭、剩菜

变质的剩饭、剩菜中含有大量的蜡样芽孢杆菌，人们食用后会导致食物中毒。造成剩饭、剩菜变质的原因多为食品存放温度较高（20℃以上）和放置时间较长。

2. 变质的奶及奶制品

变质的奶及奶制品中含有大量的葡萄球菌，人们食用后容易引起食物中毒。造成奶及奶制品变质的主要原因是，在较高温度下存放时

间过长（在 25 ～ 30℃环境中存放 5 ～ 15 小时），导致产生足以引起中毒的细菌毒素。

3. 变质的鱼虾

变质的鱼虾类食品中含有大量的副溶血性弧菌和其他细菌，人们食用后极易引起食物中毒。造成鱼虾变质的原因多为在淡盐水中存放时间较长或烹调时未烧熟、煮透。

4. 凉拌菜加工和存放不当

凉拌菜如果加工和存放不当，均可导致细菌污染及大量细菌繁殖，人们食用后会引起食物中毒。凉拌菜加工不当的原因主要包括：存放生熟食品的工具、容器未严格分开使用，凉拌菜原料未彻底清洗干净，凉拌菜加工人员个人卫生习惯不良，冷菜制作间卫生状况差等。

2. 接送制度

每天的入园和离园环节是造成学前儿童丢失的重要时间段，为防止陌生人和坏人把孩子接走，要谨防孩子自行离园，必须制定人员接送制度，确保孩子的安全。

3. 日常生活安排制度

班内一日生活的各环节都有危险因素的存在，为了保证老师对每一个环节中的危险有一定的预见性，规范一日生活的安全管理和检查制度，迫使老师形成习惯性的思维方式和习惯，避免因工作疏忽造成的伤害。

4. 用具安全检查维修制度

各种器械、游戏器材、场地、餐桌等设备随时会出现老化、变形、螺丝松动脱落等现象，因此日常的检查维修至关重要。

5. 水、火、电管理制度

水、火、电的安全一直是儿童伤害事故发生中较大的隐患。托幼园所的水、电、火安全管理需要时刻关注。制定和严格执行每日的安全检查规范制度，避免灾害发生。

6. 安全教育制度

安全教育可以普及安全知识和相关自救技能，提高人员的安全意识，以及学前儿童的自我保护和自救能力，因此制定和执行安全教育制度就是避免或减少危险的预防性工作。

◯ 任务2　托幼园所的环境卫生与消毒

■ 情景导入

春季是传染病的高发季节。幼儿园人群比较集中，孩子的抵抗能力较弱，为做好充分的春季传染病的预防工作，让孩子们有个健康、安全、舒适的生活与学习环境，某社区幼儿园在园长的带领下进行了定期"消毒工作大扫除"活动。

思考：为什么要对园所进行消毒？托幼园所的环境和物品一般如何消毒？

✓ 知识精编

一、托幼园所物质环境的卫生要求

托幼园所的环境受周围环境的影响，同时它也影响着所在地区的环境，如噪声、大气、水和废物的污染等。托幼园所应建立环境卫生与消毒制度，并建立岗位责任制；要管好厕所、垃圾、污水，保证建筑、设备、场地的清洁卫生；要禁止机动车辆驶入，以防噪声的干扰，也保障学前儿童的安全。另外，防止环境污染，也要培养学前儿童良好的公共卫生意识，培养其良好的卫生习惯。绿色植物具有净化空气、阻挡风沙、调节微小气候、降低噪声的作用，所以托幼园所要重视绿化工作。

（一）园址选择与内部布局的要求

1. 园址选择的基本要求

（1）基础设施完善。托幼园所园址应选择在空气流通、日照充足、场地平整、排水通畅等环境良好且基础设施完善的地段。托幼园所不宜建在附近有大量高层建筑，或与高层建筑距离太近的区域，应保证每天有一定的光照面积。

（2）周边环境安全。托幼园所园址不应建于易发生地质灾害的地段，如地震、水灾、山体滑坡等易发区；与易发生危险的建筑物、仓库、储罐、可燃物品和材料堆场等的距离应符合国家现行有关标准的规定；应远离有传染源、污染源的建筑物及相关场所；不应与公共娱乐场所、商场、批发市场等人流密集场所相毗邻；不应有高压输电线、燃气、输油管道主干道穿过。

（3）交通环境便利。园址宜选择在居民区适中的位置，周围交通便利，以便于家长接送。城镇托幼园所宜靠近居住小区的绿化地带，应避开主要交通干道、高层建筑的阴影区等。农村的托幼园所宜靠近集镇或村镇中小学设置，应避开养殖场、屠宰场、垃圾填埋场等。

2. 内部布局的卫生要求

托幼园所用地主要包括园舍建筑用地、室外活动场地用地、集中绿化用地、

道路用地等。总平面设计应布局合理、功能分区明确、避免互相干扰、方便使用管理、有利于交通疏散，创造符合学前儿童思维、心理特点的空间环境。

（二）用房配置的卫生原则

1. 确保基本生活用房的配置

生活用房是供班级生活和多功能活动的空间。托幼园所应确保能够提供全面、合理、健康、卫生的生活用房。生活用房宜按活动单元组合进行设计。各班生活单元应保持使用的相对独立性。生活单元是将日常生活中的主要使用房间组合在一起，形成每个班自成一体的格局。

2. 共用活动室应邻近各班活动室

共用活动室主要是教学活动使用的空间，包括音体活动室、图书室、美工室、科学发现室、建构游戏室等。共用活动室与各班活动室的距离要相当，并保证有通畅方便的通道，以保证各班学前儿童的方便使用。

3. 配置基本的服务、供应用房

全日制机构、寄宿制机构等要根据不同需求设置基本的服务用房和供应用房，配置时应合理且方便。例如，厨房离生活用房不宜太远，并保证有通畅的通道连接。

（三）房舍室内通风、采暖、采光、照明的基本要求

1. 通风

通风的形式有自然通风和人工通风两种，托幼园所宜采用自然通风。自然通风主要是通过建筑物内部门窗等空隙或预留的通风口实现。托幼园所的用房应有良好的自然通风，通风口的面积不应小于房间地板面积的1/20。在通风时，需要考虑到的一点是室内微小气温、气流的变化。公共浴室、无外窗的卫生间等，应设有防回流的机械排风装置。

2. 采暖

托幼园所室内应有基本的采暖措施，以确保冬季室内有适合学前儿童生活与活动的适宜气温。严寒与寒冷地区托幼园所室内采暖应设置集中采暖系统，并宜采用热水集中供暖系统；对于其他区域，冬季有较高室温要求的房间宜设置单元式供暖装置。当采用散热器供暖时，散热器应暗装；当采用电采暖时，应有可靠的安全防护措施。没有条件采取集中采暖的地区，可采取局部采暖的方式，如火炉采暖、燃气供暖、电加热器采暖等。局部采暖需重点做好相应的安全保护措施，必须有符合标准的通畅的排烟措施等。

3. 采光

采光是指以太阳光线为主要光源，为室内活动提供基本的光线条件。托幼园所应保证生活用房有良好的日照和采光条件，满足冬至时底层满窗日照不小于3小时的要求，炎热地区应有相应的遮阳设施。窗地面积比是衡量室内采光

的一个重要指标，它是指窗的透光面积与室内地表面积的比值。《托儿所、幼儿园建筑设计规范》对托幼园所各类场所的窗地面积比等作了规定。

4. 照明

照明是指用人工光源获得光线的方法。为保护学前儿童视力并创造良好的环境，活动室需明快、敞亮，在室内自然采光不足时，应补充人工照明。卫生要求包括：照度足够，分布均匀；不产生或少产生阴影；学前儿童视野内看不到强烈的发光体，没有或尽量避免眩光的作用；不影响室内微小环境。

（四）主要设备和用具卫生的要求

托幼园所的各种设备和用具，是学前儿童生活和开展各种活动所必需的，需要符合基本的卫生要求。

1. 家具卫生

托幼园所室内的家具主要包括桌椅、柜橱架、床，以及衣帽储藏室和盥洗室内的主要设备，这些家具的大小、规格、材质等要符合国家相关的卫生标准。

（1）桌椅。桌椅是活动室必备的主要家具，能供学前儿童进行进餐、喝水、绘画、游戏等。桌椅要适合学前儿童的身材，能减少疲劳，不妨碍学前儿童的正常生长发育，还要安全、坚固、美观、经济。《学校课桌椅功能尺寸及技术要求》（GB/T 3976—2014）规范了儿童桌椅的品种与型号、儿童桌和儿童椅的主要尺寸、产品技术要求及试验方法、产品标志、分配使用。

（2）柜橱架。柜橱架一般宜采用木质或塑料材质，不宜采用钢或铝合金等材质。材料的选择和油漆等要符合国家规定的相关质量标准。柜橱架要经常清洗消毒，应注意选择不怕水洗和消毒的油漆。活动区域的各种柜架宜设置为开放式，玩具、教具柜架宜放置在方便学前儿童取放材料的地方，柜架的高度和深度要考虑学前儿童的身高范围，以免取放时产生危险。表面应光滑，避免有木屑或钉子露出。橱柜应该敦实，重心较低，为避免底下积压灰尘，可以直接落地。

（3）床。用床一般宜采用木质，单人单床。床的大小要适合学前儿童的身材；床的周围应有栏杆。乳儿班和托小班不应布置双层床。床铺的摆放应方便学前儿童在室内的基本活动，床头之间及床与床之间应留有一定的距离，方便工作人员及时观察照顾。床铺不宜紧靠外墙，以避免冬天墙体太凉导致学前儿童感冒。

（4）衣帽储藏室。衣帽储藏室是方便放置学前儿童个人衣物等的空间场所。空间较小的机构可将其设置在寝室、门厅或过道等地方。衣帽储藏室内可设置挂衣架、鞋帽架、穿衣镜及坐凳等。挂衣架可为开放式柜橱，也可为开放式挂衣架或墙壁挂钩等形式，应保证每位儿童都有固定的放置衣服、帽子、手套和鞋等物品的地方，尽量设置为单人单格。挂衣架下面或鞋架旁边应有长条形坐凳或台面，还应设有相应面积的穿衣镜，供能自理的学前儿童穿脱衣服和整理服装用。挂衣架及镜子的高度也应适合学前儿童的身高。

（5）盥洗室设备。盥洗室的卫生设备一般包括毛巾、肥皂、杯子、洗漱用的镜子等。盥洗室应在洗手池附近设置毛巾架及肥皂盒。寄宿制园所还应准备放置牙具和杯子的柜架。

2. 玩具卫生

（1）按照年龄班特点配置。托幼园所应根据各年龄班学前儿童的身心发展特点和不同需求，为各班活动区域配备数量充足、种类齐全的玩具材料。

（2）注重教育价值。各类玩具材料应分门别类地摆放在玩具架上，能让学前儿童看得见、够得着，以充分发挥其教育功能。

（3）材质、颜色、大小等应卫生。玩具的材料一般包括木材、塑料、橡胶、金属、纸张、棉布、皮革等材质。木制、塑料、橡胶、金属玩具便于清洗消毒，且不易污染，轻巧安全。用布和皮革制成的小娃娃、小动物等玩具容易受到污染，不易消毒清洗，陶瓷、玻璃制作的玩具易碎，一般不宜选择。玩具的颜色要鲜艳，能提高学前儿童操作的兴趣；使用的颜料和油漆要求无毒、无味、不褪色；不溶于唾液和水，易于消毒清洗，并与消毒液不起化学反应。玩具的大小和轻重应适合学前儿童，以防止细小物件误入口中或过大过重造成伤害。

3. 教文具卫生

托幼园所的教文具主要指在教育教学过程中使用的图书、图片、直观教具、笔、颜料、纸张、胶水、剪刀等。

（1）图书。应确保每个班级都拥有能满足本班基本阅读量的图书，并定期更换。图书的画面及文字应清晰，字体大小要适宜，色彩应柔和，不过分刺激视觉，不容易引起视觉疲劳；图书的大小要适宜，厚薄和重量应适中，纸张结实，纸面平滑、不反光；图书的装订要整齐，避免订书针凸出造成伤害。图书应及时修补，定期消毒。图书区宜设置在光线较好且相对安静的位置。图书的取放要方便。

（2）其他教文具。蜡笔、水彩笔、油画棒、铅笔、橡皮泥、纸张等，是托幼园所教育教学的重要教文具，不应含有有毒色素或物质。笔杆粗细应适中，因为过粗或过细的笔杆易引起手腕部的疲劳。笔杆上的涂料不易脱落，不溶于水和唾液。书写和绘画用纸张宜选用白色或浅色，质地结实、致密。托幼园所选用的黑板最好是可移动的磁性黑板，要平整、无裂缝、不反光，方便使用并坚持每天清洁。书写时要尽量少用彩色粉笔；擦黑板时宜用湿布或吸粉尘的黑板擦。电视、电脑等多媒体教学资源要发挥其教育价值，但要合理利用，控制使用时间和频率。

4. 生活卫生用品的卫生要求

托幼园所的生活卫生用品主要包括饮食用具和洗漱用具。

（1）饮食用具。常用饮食用具有碗、碟子、勺子、筷子和饮水杯等，应确保坚固耐用、光滑无毒，易于清洗与消毒。大小、重量及结构等要适合学前儿童手部的发育特点，方便使用。用具要及时清洗、消毒。自主饮水的杯子，要便于取放。

（2）洗漱用具。常用的洗漱用具有肥皂、毛巾、牙刷、牙膏、手纸等。托幼园所应选用刺激性小、适合学前儿童的肥皂或洗手液，且便于取放。毛巾要质地柔软，不宜太大、太厚，专人专用，每天消毒清洗，悬挂、晾晒时要有专门的毛巾架，以便于保持干燥。牙刷、牙膏应适合学前儿童年龄，牙刷应定期更换，最好每个月换一次，牙刷杯应定期清洗、消毒。所用手纸应卫生、柔软。

5. 体育用具卫生

按运动的性能分，托幼园所的体育用具可分为摆动类、攀登类、旋转类、滑引类和颠簸类等五类。体育用具要符合学前儿童的身心特点，能促进学前儿童身体素质的发展。各种体育用具要坚固、耐用、平滑、安全，并容易修理和保养。大型体育器械一般应安置在户外草坪上，场地应清洁、平坦，不得留有积水，也不能有危险的异物，如玻璃、石头、木桩等。部分大型体育器械（如攀登类器械）下面应设有沙坑或软垫。托幼园所对体育用具要确保定期检修和清洁管理，如有破损、脱落、生锈等现象，应停止使用并及时处理。体育用具在使用前也要仔细检查。

二、托幼园所精神环境的卫生要求

良好的心理环境主要依赖良好的师生关系和同伴关系的建立，尤其是师生关系是学前儿童安全心理环境的核心要素。

（一）建立良好的师生关系

托幼园所内学前儿童与教师的交往关系是最主要的人际关系之一。教师与学前儿童之间的情感联系会影响教师对学前儿童的态度和行为方式，也会影响教师与学前儿童之间的互动频率及教育活动的效果。教师在师生关系中起着主导作用，要努力建立宽松、真诚、平等的师生关系。

第一，尽量满足学前儿童的合理需求，为学前儿童创设自主的活动环境。

第二，尊重学前儿童的想法、兴趣，民主平等地对待他们，态度要亲切温和，不宜压制、命令，不以权威强制学前儿童。学前儿童有自己的认知和尊严，教师必须以尊重、接纳和关怀的态度指导他们的行为，巧妙地解决他们之间的纠纷，才能让他们信任教师，才能够建立起和谐紧密的心理情感。

第三，积极支持、鼓励、接纳、认同学前儿童的行为，并积极投入到他们的活动中。教师应经常与学前儿童进行交谈和游戏，要站在学前儿童的角度思考和行动。这种良性互动是让学前儿童感到心理环境安全的重要手段。

第四，要细心观察学前儿童的行为表现，要尽量照顾到每一位学前儿童。多体谅、关心学前儿童，包容学前儿童的过失性言语和行为。学前儿童的过失多与其好奇心强、能力不足、意识不强等有关。教师应该引导他们从错误、失败的经验中学习，让他们敢于尝试。

（二）建立友好的同伴关系

学前儿童的年龄特点决定了他们还不具备完善的自我评价能力，模仿是他们的一个主要特点，所以同伴的行为在很大程度上影响着学前儿童的行为发展。若是在交往中获得了愉快的、积极的体验，他们会更加自信，会更加主动地与他人交往；若是获得了消极的、不愉快的体验，他们会产生自卑、退缩等不良情绪体

幼儿的同伴关系

验，这直接影响他们的行为表现。教师要针对学前儿童的年龄特征，传授积极的交往技能，使他们形成正确的交往认知。例如，可以教给他们生活中的一些基本礼貌用语，让他们懂得用协商、轮流、交换等方法来解决问题，让他们通过自己的文明行为，努力获得成功的内心体验。教师应利用各种教育机会，创造条件，鼓励他们之间的积极交往。

（三）建立良好的家园关系

家庭是学前儿童活动的重要场所，家长是学前儿童的第一任老师，家长是教师最好的合作者。家长应配合教师改善学前儿童在家中的行为，共同为学前儿童营造出良好的社会心理环境。积极有效的家园沟通是实现家园一致教育的前提。

教师应利用家长接送儿童的时间、家访时间、家园联系栏等途径积极地与家长沟通。例如，可以通过家园联系册、家长开放日、家访、家长会、电话及网络等方式，让家长了解孩子在园所的学习生活情况，以及孩子的点滴进步和存在的不足。教师应积极主动地与家长讨论育儿的方法，使家长知道如何配合教师；同时也要了解学前儿童在家的情况，端正家长的教育观，取得家园教育的一致性。托幼园所组织的各项活动应争取家长的支持，鼓励家长的参与，如在教学活动中请家长来园所介绍自己的工作情况，或组织亲子游戏活动等。

三、托幼园所活动场所和物品的卫生消毒

（一）活动场所的卫生消毒

活动场所是学前儿童在托幼园所主要的游戏场地，为确保活动场所和设施的清洁、卫生，托幼园所应做好相应的消毒工作。活动场所主要的消毒方式如下。

1. 通风换气

通过开窗、开门等使室内空气与外部进行气体交换，是调节微小气候的主要方法。如果采用自然通风时，室温仍达到30℃以上，应采用电风扇、排风扇和空调等人工通风方式进行通风。通风次数及时间可根据季节和天气的不同确

定。传染病易发时期，应加强通风次数和时间。

2. 装修污染净化

室内装修可能会导致学前儿童出现咳嗽、打喷嚏等症状，污染严重的可能会诱发哮喘，甚至导致白血病。托幼园所装修后应请专门的检测机构对装修室的环境进行检测，检测合格后方可投入使用。污染净化可采用通风、花草养殖、活性炭和净化器等方法。但是在室内放置花草要做到忌香、忌敏、忌毒；活性炭吸附的污染物质越多，其吸附能力会越差，在使用时要定期将活性炭进行暴晒，使其恢复一定活性。

3. 特殊天气的处理

（1）干燥天气。室内湿度应控制在40%至60%之间，可使用自动恒温加湿器或在室内放置湿度计来控制湿度。养一些根直接泡在水里的盆栽花草，如富贵竹。在暖气上或空调边上搭块湿毛巾，以增加室内湿度。地面稍洒些水，但要避免学前儿童滑倒。室内可放盆水，注意位置要远离学前儿童。

（2）潮湿天气。采用人工通风方式进行室内外空气交换。在清洁地面时注意不要使用太湿的拖把。使用空气净化器，在净化空气的基础上防止病菌污染。利用干燥剂、活性炭、竹炭等除湿，但要注意远离学前儿童。开启空调除湿功能，宜选择在学前儿童不在室内的时段进行。

（3）大风天气。准确判断风向，及时将大风直吹的窗户关闭，以防造成室内扬尘等污染。在大风过后，要及时清洁窗台、桌面、玩具柜等室内设施和物品。

4. 不具备开窗条件时的消毒

不具备开窗通风条件时，应使用移动式紫外线杀菌灯。一般情况下，活动场所应至少每周进行一次紫外线照射或消毒液消毒，在传染病流行季节应每天至少消毒一次，消毒时间最好选在学前儿童每天上午来前或下午离开后。可用1：200的84消毒液对过道、楼道、活动室等进行喷洒消毒，消毒时关闭门窗，消毒后打开门窗。

（二）主要物品的卫生消毒

1. 餐具、桌椅

（1）餐具。餐具要在专用洗碗池清洗，洗前倒掉残留物，用洗涤剂将油腻洗净，再用清水冲洗两遍，洗好后放在专用容器内消毒。餐具必须餐餐消毒，可用消毒柜高温消毒30分钟。如果没有消毒柜，可用煮沸法消毒，时间15～20分钟，如果餐具较多，最好把盘、碗等竖直放置，使其之间留有空隙，以增强消毒效果。有些托幼园所可能会在班内洗筷子或小匙，也要按以上要求清洗消毒，筷子套或小匙布袋也要消毒。注意：餐具不宜使用化学消毒法进行消毒。

（2）桌椅。餐桌在每餐使用前消毒，可采用表面擦拭、冲洗等消毒方式进行消毒。要求每次进餐前 20 分钟用消毒液擦拭，10 分钟后用清水抹布擦拭一次。椅子每天用清水抹一遍，每周用消毒液擦拭一遍，传染病流行期间每天都要消毒。

2.毛巾、毛巾架

毛巾应专用，离墙挂放，留有间距，以相互间不重叠为宜。若因房屋面积小，毛巾只能贴墙挂，必须与墙间隔 10～15 厘米。反复使用的餐巾每次使用后需要消毒，而擦手毛巾则需要每日消毒 1 次。毛巾消毒时，可用肥皂水浸泡搓洗，搓洗干净后放入 1∶200 的消毒液中浸泡 5～10 分钟，而后用清水冲洗干净后放在阳光下暴晒。需要注意的是，暴晒时不要相互叠夹，暴晒时间不低于 6 小时。毛巾也可煮沸消毒 15 分钟或蒸汽消毒 10 分钟，煮沸消毒时应全部浸没在水中，蒸汽消毒时应疏松放置。毛巾也可放在消毒柜中消毒，一般需 40 分钟，但要防止被烤焦。毛巾架每天用清水擦去浮灰，每周用消毒液擦洗一遍。

3.水杯、水杯箱（架）、保温桶

（1）水杯。水杯应专人专用，每天消毒，每日须在幼儿进入前放好已经消毒过的水杯。具体消毒方法是：用百洁布擦拭杯口、杯内，用小刷子刷洗杯子把手，用流动水冲干净；消毒液浸泡 5～10 分钟后用流动水冲洗干净，或煮沸消毒 15～30 分钟，或蒸汽消毒 10～15 分钟，烘干备用。用水杯喝完豆浆、牛奶等，残留物易附着于杯壁的饮品后，应当及时清洗消毒。婴儿水杯多半是吸管口的，须每日用刷子刷干净。

（2）水杯箱（架）。水杯箱（架）用于存放水杯，上面应贴有标识，对模糊不清或发黄、剥脱的标识应及时更换，且标识要相对固定。水杯箱（架）每天用清水擦一遍，每周消毒一遍；外侧的布帘，每周清洗一次。

（3）保温桶。每天晨间打扫时要将保温桶四周及盖子、壶嘴用清水擦洗一遍，一般每周消毒一次，传染病流行季节每天都要消毒。清洗桶的内胆时，先用肥皂水清洗一遍，然后冲洗干净，再用消毒液浸泡 10 分钟，冲洗干净。

4.洗手池、便池

（1）洗手池。洗手池每日用碱水或肥皂水刷洗，上午、下午各一遍，保证池内无油腻、无脏垢、无黄水迹。

（2）便池。便池每天早晚各用消毒液冲洗清刷一遍，大小便后要用流水随时冲洗。便池采用消毒液浸泡或刷洗的方法每天至少消毒一次，以确保瓷砖上无黄垢、无尿迹、无异味。消毒时将消毒液倒入便池浸泡 30 分钟，洗手池、厕所扶手挡板用消毒液擦拭消毒。便盆、坐便器等接触皮肤的部位要及时消毒。

5.门把手、水龙头、床

准备有效氯浓度为 100～250 毫克/升的消毒液，用蘸有消毒液的抹布对门把手、水龙头、床进行滞留擦拭，滞留 10～30 分钟后，用浸泡过清水的半干抹布擦拭一遍。门把手、水龙头、床围栏等幼儿易触摸的物体表面每日消毒一次。家具等物体表面消毒后可用生活饮用水将残留消毒液去除。

6. 床上用品

天气晴好时，将床上用品在阳光下暴晒，日晒消毒 2～4 小时；如遇雨季，可将被褥打开，用紫外线灯均匀照射 30 分钟。床单、被罩可以每月清洗一次，枕套可以两周清洗一次，清洗干净后可以使用开水烫、暴晒。发生传染病时，可拆洗部分应先用消毒液消毒后再清洗。

7. 玩教具

（1）玩具。玩具在消毒时要根据不同的玩具选用不同的消毒方法。对于不能湿式擦拭、清洗的玩具一般每两周至少通风晾晒一次。对于耐水的玩具，用洗涤剂清洗，缝隙处还要用刷子刷洗，最后用清水将洗涤剂冲洗干净后放在阳光下暴晒。消毒液的腐蚀性较大，浸泡玩具容易脱色，所以对于易脱色的玩具可用消毒液擦拭，或通过日光消毒。装玩具的塑料筐等每周用消毒液浸泡消毒 10 分钟。室外大型玩具通过日光照射消毒，但要定期冲洗。

（2）图书。图书消毒时，要注意阳光充足，微风或无风天气，可将图书打开放在阳光下暴晒不少于 6 小时，过程中要经常翻动，也可用紫外线灯照射消毒；如遇阴雨天气，可将书摊开放在紫外线灯下照射 30 分钟。

8. 抹布、拖把、簸箕、扫把

（1）抹布。清水抹布和消毒液抹布要分开使用，随时搓洗晾干。每次用后用肥皂洗净，煮沸 30 分钟，可以较为彻底地杀灭微生物。传染病流行季节，抹布使用前后均需用消毒液浸泡消毒，有效氯浓度为 400 毫克／升，浸泡消毒 20 分钟，消毒后可直接控干或晾干存放，或用清水将残留消毒液漂洗干净后控干或晾干存放。

（2）拖把。每班要有干、湿两种拖把，使用后用清水冲洗干净晾在户外日晒消毒。传染病流行期间用消毒液拖地，拖把每日用消毒液浸泡 30 分钟。

（3）簸箕、扫把。簸箕、扫把每日要清洗干净，然后放在水桶中消毒，用 84 消毒液浸泡 30 分钟。消毒后可直接控干或晾干存放，或用生活饮用水将残留消毒液冲净后控干或晾干存放。

任务 3　托幼园所的保育与教育

情景导入

中班刚开学，孩子入班表现出较好的适应能力，几乎没有孩子哭闹，很快就进入了状态。可我作为保育老师，也发现有好多上学期帮助孩子们改掉的坏习惯，又出现了。比如，有的小朋友在进餐的时候一会儿上厕所，一会儿喝水，一会儿把菜往桌子上扔。午休过后，主班老师针对小朋友的就餐卫生进行了教育，和小朋友们一起制定了班级进餐规定。

思考：托幼园所的卫生与保健如何体现保教结合？

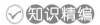 知识精编

一、托幼园所的保教工作与原则

（一）托幼园所的保教工作

托幼园所的保教工作包括保育和教育两个方面。学前儿童保育包括身体保育和心理保育两个层面，既为学前儿童的生存、发展创设有利的环境和物质条件，保证学前儿童正常的生长发育得到满足；又关注学前儿童心理发展需求，给予学前儿童精心的照顾和养育，保证学前儿童心理健康。教育工作指的是根据学前儿童身心发展的规律，创设丰富适宜的环境，有组织、有计划地开展各类教育活动，以促进学前儿童身心各方面发展。

《幼儿园工作规程》指出，幼儿园保育和教育的主要目标是：促进幼儿身体正常发育和机能的协调发展，增强体质，促进心理健康，培养良好的生活习惯、卫生习惯和参加体育活动的兴趣；发展幼儿智力，培养正确运用感官和运用语言交往的基本能力，增进对环境的认识，培养有益的兴趣和求知欲望，培养初步的动手探究能力；萌发幼儿爱祖国、爱家乡、爱集体、爱劳动、爱科学的情感，培养诚实、自信、友爱、勇敢、勤学、好问、爱护公物、克服困难、讲礼貌、守纪律等良好的品德行为和习惯，以及活泼开朗的性格；培养幼儿初步感受美和表现美的情趣和能力。《托育机构保育指导大纲（试行）》指出，托育机构保育工作应当遵循婴幼儿发展的年龄特点与个体差异，通过多种途径促进婴幼儿身体发育和心理发展。保育重点应当包括营养与喂养、睡眠、生活与卫生习惯、动作、语言、认知、情感与社会性等。

 拓展阅读

保育工作岗位职责示例

1. 清洁与护理

（1）负责班级活动室、寝室、盥洗室、包干区的清洁卫生工作。

（2）严格执行卫生消毒制度，熟练掌握消毒卫生技能与方法。

（3）严格执行各项安全制度，平时细心观察，消除各种事故隐患。

（4）随时开窗换气，保持室内空气清新，光线充足。

（5）负责进餐时的清洁与收拾：餐前用消毒水擦干净桌子，准备餐具、漱口水，根据学前儿童饭量随时添加饭菜，进餐时不催促学前儿童，尽可能地满足每个学前儿童的需求，餐后打扫等，保证所有学前儿童的进餐量和学前儿童的安全，不让学前儿童抬送餐具。

（6）创设安静、整洁的睡眠环境，根据季节注意保暖与通风。收拾床铺，仔细检查被褥下是否有影响学前儿童安全的物品。

（7）根据季节保证学前儿童有足够的、温度适宜的饮用水，并提醒学前儿童饮水。

（8）为学前儿童开展体育活动做好场地布置和运动器械的准备工作，锻炼前检查学前儿童的服装、鞋子，备好干毛巾供学前儿童擦汗，对体弱学前儿童进行个别照顾。

（9）帮助学前儿童整理衣着，根据天气及活动量及时为学前儿童增减衣物，做好防暑降温、防寒保暖工作。

2. 物品保管

（1）负责保管班级的设备、玩教具，并登记造册，经常清点。一旦遗失或损坏，应立即通知有关人员做相应处理。

（2）负责保管学前儿童的衣物、用品，防止遗失、混淆。

（3）每天离园前检查水、电、门、窗等。

3. 日常工作

（1）开学前后，全面清洗（扫）室内墙（窗）面、用具、玩教具，晒被褥，验收财产。

（2）每月清洗床单、枕巾一次。

（3）每周掸灰、擦窗、洗用具各一次。

（4）每日晨间使用紫外线灯消毒30分钟，餐后及离园前后拖地一次，水杯上、下午各消毒一次，毛巾每天消毒一次，门、窗、桌、椅等随脏随抹。

（5）每天配合教师开展教学活动、游戏活动、体育活动。

（6）每周参加一次政治学习，每两周参加一次业务学习。

（7）每天认真按《幼儿服药登记表》给学前儿童服药。

（8）利用接送学前儿童的时间与家长做简短的交流。

（9）协助医务室人员做好预防接种工作。

（二）托幼园所的保教原则

学前教育作为我国基础教育的重要组成部分，不仅要遵循我国教育的一般原则，更因为学前儿童发展还未完善，教育过程和保育过程融为一体，因此也具有区别于其他教育的特殊原则。

1. 保教合一的原则

要保证在这一特定年龄阶段的学前儿童全面发展，必须坚持保教合一，即教中有保、保中有教，并将其渗透到一日生活和各项活动中。良好的保育能够帮助学前儿童拥有健康的体魄、强健的体质，促进身心发展的健康，为学前儿童打下德、智、体、美、劳等全面发展的基础。只有将保育和教育结合起来，合二为一，才能既保证学前儿童的身体发展，赋予学前儿童成长的力量，又丰富学前儿童的精神世界，为其成为完整的人奠定基础。

2.以游戏为基本活动的原则

游戏是儿童的心理特征，游戏是儿童的工作，游戏是儿童的生命。游戏是学前儿童除满足生存需要外占时间最多的活动，对其生活和成长有重要影响。游戏也是学前儿童喜爱的、主动进行的活动，有其他活动不能替代的独特性。

3.活动的多样性和直观性原则

活动是托幼园所创造性开展工作的过程，在日常生活、游戏和各类活动中，学前儿童获得直接经验，并以此为学习基础。教师要重视活动的价值，创设丰富的教育环境，合理安排活动，支持和满足学前儿童直接感知、操作和体验的需要。

（1）活动的多样性。托幼园所活动的形式一般有日常生活活动、游戏活动、集体教学活动等，有的还将体育活动或体能活动单独作为一类活动。教师要根据学前儿童的心理状态、发展需要、学习和活动的特点，以集体、小组或个人等多样的组织形式，指导学前儿童开展多种多样的活动。

（2）活动的直观性。学前儿童首先通过各种感官的感知来认识周围世界，随后在感知的基础上逐渐发展思维能力。教师要把握这些特性，利用学前儿童的各种感官和已有经验，通过直观的手段丰富其直接经验，使其获得直观且生动的表象，帮助其理解较为复杂的内容，为理性知识的发展创造条件。

4.一日生活整体性原则

托幼园所要注重一日生活中各类活动的价值，科学、合理地安排一日生活的构成，发挥一日生活的整体教育功能，使教育生活化、生活教育化。

二、托幼园所生活活动的保育与教育

生活活动是指一日生活中的生活环节，是满足学前儿童基本生活需要的活动。主要环节包括来园、进餐、饮水、盥洗、如厕、睡眠、离园。生活活动贯穿一日生活的始终，是培养学前儿童良好行为习惯的主要途径，如饭前便后洗手、排队喝水等良好习惯的养成；是培养学前儿童社会性的主要途径，如分享、合作等品质的养成；对学前儿童进行个别教育提供了最佳时机，如不良习惯的纠正等。因此，在生活活动中，教师要根据学前儿童的身心特点，建立合理的生活常规，逐渐培养学前儿童生活自理、自立的良好习惯。

✐ 笔记栏

（一）生活活动各环节中的卫生与保健要点

1. 来园

（1）在学前儿童来园之前，做好活动室的通风和清洁工作。

（2）来园时进行晨间检查。发现问题应及时处理，对异常情况做好记录。

（3）保教人员应有礼貌地向家长问好，用简洁的语言向家长了解学前儿童在家的情况，听取家长的意见；要以热情、亲切的态度接待学前儿童，还要利用晨间接待的机会，对个别性格孤僻的学前儿童要具体关照，给予帮助。

2. 进餐

（1）进餐前的准备。清洁消毒餐桌，准备好餐具，安排学前儿童洗手；餐前半小时不让学前儿童做剧烈运动，可进行安静的游戏，或简要介绍菜肴，激发其食欲。

培养学前儿童良好的饮食习惯

（2）进餐时的组织：按时开饭，进餐时间一般不少于 30 分钟；不催学前儿童快吃，引导其不偏食、不挑食，提醒其细嚼慢咽，吃饭时保持桌面、地面清洁；让学前儿童精神愉快、安静地就餐，可轻声地播放轻松的音乐，进餐过程中不批评学前儿童；仔细观察，给予精心照顾，对情绪低落、食欲较差的学前儿童要了解原因，及时、恰当地处理，培养学前儿童良好的进餐习惯。

（3）进餐后的整理：教育学前儿童吃完后把餐具放在指定地方，把椅子放好，轻轻地离开；组织学前儿童擦嘴洗手，安静活动 15 分钟；打扫并整理活动室。

3. 饮水

为了培养学前儿童主动饮水的习惯，托幼园所要确保他们每天饮用足够的水。但注意剧烈活动后需等身体恢复平静后再喝水。水温以滴在成人手背上不烫为宜；水杯、水杯箱（架）、水桶要按规范进行消毒；指导学前儿童饮水前先洗手，取放水杯时抓好杯把。

4. 盥洗

盥洗是为了保持学前儿童手、脸及全身皮肤和毛发的清洁，增强皮肤抵抗力，养成爱清洁、讲卫生的好习惯。盥洗时应使用流动水，毛巾、杯子要专用，每天消毒。寄宿制托幼园所应根据季节安排洗头、洗澡、洗脚，定期剪指甲、理发等。托幼园所要培养学前儿童饭前便后洗手、手脏时洗手、早晚刷牙的良好习惯。

5. 如厕

托幼园所应有计划、有步骤地培养学前儿童的排便习惯，不强制其大小便，不应让学前儿童蹲或坐的时间过长，严禁以坐盆惩罚学前儿童。对不小心尿湿裤子或床的学前儿童应予以理解，不要指责，以消除其紧张感。要及时提醒学前儿童如厕，避免因憋尿、憋便而导致的排尿困难、感染或便秘。对中、大班的学前儿童，可教其便后擦拭的方法。日常仔细观察学前儿童的运动量、饮食情况、饮水量及当日气温，结合这些因素及时发现排便异常。日常要做好盥洗室的清洁和消毒工作。

6. 睡眠

全日制托幼园所应根据班次情况安排一次午睡。

（1）睡眠前的准备：睡前不做剧烈运动，提醒排尿，检查衣袋，防止有小物品带到床上，造成安全隐患；创设舒适的睡眠环境，寝室的温度和湿度适宜，空气良好，光线适宜，室内安静，寝具舒适；不批评或恐吓学前儿童，保持其轻松愉快的情绪；对体质弱、动作慢或年龄小的可让其提前睡觉，对精力旺盛、体质好的则可让其稍晚一些睡觉。

（2）睡眠时的管理：逐渐教会学前儿童自己穿、脱衣物。把脱下的衣服叠好，按脱下时的顺序放在固定的地方，脱下的衣服多少可根据室温而定。掌握学前儿童排尿的规律，并及时提醒；在睡眠过程中注意观察，包括被子是否盖好、睡姿是否正确等；发现突发疾病的学前儿童，要及时处理。

7. 离园

离园时，组织学前儿童进行安静的活动，提醒其洗手、洗脸，检查其是否穿好衣服和鞋袜；清理物品并与家长交接，告知当天情况。学前儿童全部离开园所之后，将室内打扫干净，关闭电源，关好门窗。

（二）生活活动中保教结合的实施要求

1. 以学前儿童的需要为出发点

保教人员应该以学前儿童的需要为出发点，转变错误的观念，尊重他们的需要；同时，应改变自己的教育行为，多看、多观察，少命令、少要求。无论是生活环境的创设，还是生活课程的实施都要结合学前儿童发展的需要。

2. 与环境相互渗透

生活活动属于保教的范畴，与其他保教内容一样都会受到环境的影响。生活活动的环境，主要指生活各环节所能涉及的空间规划、设施设备、环境装饰和生活用品等。《幼儿园教育指导纲要（试行）》中指出：环境是重要的教育资源，幼儿教师创设、提供的生活活动环境不仅要与幼儿相适应，促进幼儿的发展，同时要让幼儿在其中获得有益的生活经验，以完成保护和促进幼儿身心健康成长和发展这一基本使命。环境如无声的"老师"，能够引发学前儿童的自发行为，让学前儿童在无意识中学习，这样的学习往往比有意识的学习效果更持久。因此，在组织和实施生活活动时要注重环境的创设，考虑环境的影响因素，把生活教育渗透到环境之中。

◎案例材料

　　小朋友们刚午睡起床后，花花老师一边给小女生梳辫子，一边让其他小朋友整理自己的衣服。忽然，果果说："老师，奇奇在玩饼干。"只见奇奇小朋友把原本在点心盆里摆放整齐的小蛋糕翻得乱七八糟，一听到有人告状，就马上跑到教室外面去了。老师正忙着给女孩子梳头，也就没有找他谈话，只是口头警告他快点回来，安静等待。几分钟后，又有小朋友来告状了，花花老师生气地问：“奇奇，你为什么把小蛋糕弄得乱七八糟呢？”“我是想数数一共有几块。”奇奇低头小声说道。花花老师又问：“那你数了数，一共有几块蛋糕啊？”“12块。”听了他的回答，花花老师忽然意识到自己的语气太过严厉了，蹲在奇奇面前，微笑着说：“可是，你这样会把小蛋糕弄脏了，等下其他小朋友就没办法吃了哦。”奇奇不好意思地点点头。

◎分析

在生活活动的各个环节，教师要善于倾听才能真正了解学前儿童行为背后的动机。就像奇奇小朋友一样，表面看他是在玩小蛋糕，但他的真实想法是想知道蛋糕有多少块。教师在了解奇奇的真实想法后，及时调整教育行为，没有盲目批评，而是告诉他这样不卫生，也产生了积极的教育效果。

三、托幼园所游戏活动的保育与教育

游戏是学前儿童喜爱、主动参与的活动，也是学前儿童的主要学习方式和生活方式。学前儿童在游戏中不但能使身体随时保持最佳的舒适状态，而且能使其产生愉快的情绪体验，满足其认知和社会性发展的需要。

（一）游戏活动中的卫生与保健要点

托幼园所为学前儿童安排游戏活动时，应至少符合以下卫生要求。

1. 场地选择适宜

学前儿童的游戏最好能在户外进行，安排在通风良好、空气新鲜、光线充足的场地。游戏场地应保持清洁，周围无危险物，可根据需要提前洒水、拖湿地板等。

2. 时间安排适宜

活动时间过短，学前儿童不能尽兴；活动时间过长，学前儿童容易疲劳。因此，活动的时间应根据学前儿童的年龄、托幼园所的实际情况、季节、天气等因素综合考虑。

3. 材料选择适宜

游戏中使用的玩具和材料要经常消毒，以免传播疾病。

4. 及时增减衣物

教师应根据游戏种类、方式和天气等因素，为学前儿童增减衣服，以免着凉或受热。在户外玩水游戏中，要让其穿上雨鞋等防湿保暖的鞋子和紧口袖的罩衣。

5. 安全提醒与防护

时刻关注学前儿童活动中的安全，对于没有意识到危险的学前儿童，应该及时提醒与防护；对于不敢参加某项活动的学前儿童，应多给予鼓励，并在旁边给予保护。例如，幼儿在玩泥、沙时要让其注意不要误入眼、鼻、耳、口等位置，以免受伤引起感染。

（二）游戏活动中保教结合的实施要求

《幼儿园教师专业标准（试行）》在"游戏活动的支持与指导"领域，要求教师引导学前儿童"在游戏活动中获得身体、认知、语言和社会性等多方面的发展"。在不同游戏活动中，保教结合的实施方法主要如下。

1. 角色游戏实施中的保教工作

在角色游戏开始时，教师应鼓励和启发学前儿童根据自己的想法确立游戏主题，选择游戏材料，自由分配角色，确保学前儿童的主动性得到最大程度的发挥。在角色游戏开展过程中，教师应带有明确的观察目标，认真观察学前儿童的游戏表现，并采用笔记、录音、录像等多种方式进行记录，保育员则应当从旁辅助。当游戏内容贫乏无趣、游戏情节无法正常展开、学前儿童产生游戏之外的冲突等情况时，保育员需及时介入，教师应根据学前儿童的年龄特点和角色游戏水平，展开具体的保教工作。

2. 结构游戏实施中的保教工作

在开展结构游戏活动前，保教工作的重点应放在丰富学前儿童对周围环境的认知上，选择适合的游戏空间和时间，适当购置和存储游戏材料。关于材料的存放问题，应分门别类地放置在学前儿童可以自行收放的地方，而积木等材料应做好打蜡等保护工作。在结构游戏的开始环节，教师要引导学前儿童认识结构材料，对材料的大小、颜色、形状、凹凸等有所了解，激发学前儿童对建构的兴趣，并在此基础上学习排列组合、穿插、拼搭等技能。

3. 体育游戏实施中的保教工作

在体育游戏实施前，教师应当根据健康教育的要求选择体育游戏任务，编制适合学前儿童年龄特点的体育游戏。保育员根据体育游戏选择游戏场地和游戏器材，着重检查场地和器材的安全性。选择适合的体育游戏天气和时间，雾天、烈日和饭前饭后不适宜进行体育游戏活动。因体育游戏运动量较大，应让学前儿童着宽松的衣裤、柔软的运动鞋。在游戏的过程中，保教人员需监测学前儿童的生理负荷程度，如观察面色、出汗量等，询问学前儿童的感受，及时调整游戏，做到适度运动。此外，保教人员需要观察和记录学前儿童的游戏表现，并根据他们的年龄特点和体育游戏水平，展开具体的保教工作。

四、托幼园所教学活动的保育与教育

教学活动是指由教师有目的、有计划地开展健康、语言、社会、科学、艺术等领域的基础性知识与技能的教与学的活动。从系统传授和学习知识、技能的角度看，教学并不完全适合托幼园所。但是，托幼园所内确实存在初步的知识、技能的教与学的活动。

（一）托幼园所教学活动中的卫生与保健要点

1. 创设良好的教学环境

教学环境是教学活动正常进行的保障，应依据教学活动需要和学前儿童年龄特点创设安全、舒适的教学环境。教学环境中的安全极其重要。无论是室内还是室外的教学活动，在活动前都要检查环境与设施设备的安全，重点排查窗台、天台、围栏、池塘、疏散通道等处的安全隐患，发现及处理场所中的潜在危险，避免意外事故发生。为了丰富教育教学环境，可以利用活动室、午睡房、走廊、门厅及室外场地，提供、投放相应的设施和材料，创设分区活动的场所。要随着季节变化调节活动室的温度，特别是在夏季和冬季；户外活动时需注意夏季避暑、冬季防寒；活动区域的光线、色彩、温度、湿度、通风、防尘应适宜。教学材料应符合卫生规范。

2. 教学过程中的卫生要求

在教学活动中，应主要注意以下几个方面。

（1）教学时间合理。根据不同年龄儿童有意注意时间的长短，确定一节教学活动的时间，以免疲劳。例如，一般小班为 15 ~ 20 分钟，中班为 20 ~ 25 分钟，大班为 25 ~ 30 分钟，托班时间应更短。

（2）教学内容科学。教学内容的选择以促进学前儿童的健康为前提，以促进其全面发展为目标。内容应符合学前儿童身心发展特点，既要熟悉，又要引发其兴趣。

（3）教学方法合适。由于学前儿童无意注意占优势、知识经验贫乏等，教学过程应符合学前儿童学习的特点，多为其提供动手操作和探究的机会。

（4）学前儿童姿势正确。学前儿童的脊柱发育还没有定型，不良坐姿很容易造成驼背、脊柱侧弯，要指导他们在学习中保持正确的姿势，同时也要避免肌肉疲劳。

3. 主要教学活动中的卫生与保健要点

在体育活动、阅读、绘画、唱歌等主要教学活动中，保教人员应根据不同的活动采取不同的卫生与保健措施。

（1）体育活动的卫生与保健要点。教师应根据学前儿童的年龄特点和个体差异，对开展体育活动的目标、内容、规则，以及设施、器材等，制定相应的卫生学要求，以达到增强学前儿童免疫力，适应环境变化，促进动作技能、情绪情感等方面发展的效果。为了使学前儿童身体素质得到均衡的提高，塑造其良好的体型，运动项目要多样化，使其身体在力量、速度、灵敏、耐力、柔韧、弹跳等方面都得到发展。体育活动运动量是否恰当，可以通过观察学前儿童在活动中的脸色、呼吸、表情、出汗状况、动作的协调性等情况来判断。如果学前儿童在活动中精神振奋，心情愉快，注意力集中，活动后睡眠良好，食欲增加，没有出现面色苍白、大量出汗、恶心呕吐等现象，一般认为运动量是适当的。在组织活动时，要随时观察学前儿童的反应，体弱儿的体育活动量应较健康儿少，时间应短并仔细观察，如发现异常，要分析原因，并作适当调整。心脏病及肾脏病患儿一般不宜进行锻炼。在体育活动中，运动环境要良好，如阳光充足而不炎热、地面防滑等；所用设备和器具符合年龄特点，且无损坏；活动前做好准备，防止肌肉拉伤和扭伤；引导学前儿童掌握正确的动作要领，避免相互碰撞；避免在大运动量后立即停止活动，以防因脑部和脏器缺血、缺氧而引起的头晕、疲劳甚至休克等。

（2）阅读的卫生与保健要点。良好的视力，对学前儿童的健康成长至关重要。在阅读时，要让学前儿童的眼睛与书本之间的距离保持在 35～40 厘米；阅读的时间不宜过久，持续 10～20 分钟后，教师可以组织学前儿童到户外活动或远眺。书应选择色彩鲜明、图像符号清晰、纸张坚韧洁白、无反光。此外，图书容易沾染病菌，教师应经常对其进行消毒。

（3）绘画的卫生与保健要点。学前儿童绘画是精细的动作，需要手部小肌肉群的参与。托幼园所应注意学前儿童绘画的持续时间、握笔姿势、所用材料以及用眼卫生等方面的问题。持续绘画的时间应在 10 分钟以内。要为提供光照足够的环境，要求学前儿童在绘画时，保持眼与纸之间有 35 厘米左右的距离。学前儿童绘画时所用的铅笔、蜡笔或其他用具应无毒、安全。铅笔以圆形笔杆为宜，笔杆不宜过细，以免造成绘画、写字困难。

（4）唱歌的卫生与保健要点。教师应关注学前儿童的生理基础，同时注意预防呼吸系统的疾病和声带疲劳、损伤。此外，唱歌的环境应是空气清洁、新鲜的、湿度适宜的；教学的歌曲要适合儿童的年龄特征，不宜过高或过低；教学的时间在 4～5 分钟较为合适。

（二）教学活动中保教结合的实施要求

1. 关注学前儿童学习与发展的规律

关注学前儿童学习与发展的规律，才能在教学活动中建立对学前儿童的合理期望，不错过发展的契机，也不拔苗助长。教学活动在实施过程中常按照五大领域来做基本划分。每个领域的教学知识是什么，学前儿童在学习过程中会有怎样的情感、体验和感受……都需要给予关注。

幼儿教师的职业
角色

2. 关注学前儿童的生活经验

教学活动必须从学前儿童的视角出发，关注学前儿童的生活经验。杜威关于教育的本质有三个基本观点，即"教育即生长""教育即生活""教育即经验的不断改造与重组"，强调教育要围绕幼儿的生活进行。学前儿童在生活中积累了大量的自发经验，这些自发经验来源于家庭生活和托幼园所生活的各个方面，是零碎和杂乱的。托幼园所教学活动的组织，充分考虑与学前儿童自发的生活经验的关系和联系，有利于促进学前儿童的发展。

3. 关注教育教学观念

教师如何看待学前儿童，就会给学前儿童以怎样的教育。教师的儿童观、教育观无疑会给教学活动中保教结合的实施带来深远的影响。教师应正确理解学前儿童保育与教育的关系，以正确的保教观指导教学活动，这对其在教学活动中实施保教结合的程度有重要影响。

知识巩固与活动提升

知识巩固

一、真题链接

1.（单选）《幼儿园工作规程》规定，新生入园时，幼儿园要进行（　　）。（2021年上半年幼儿教师资格证《保教知识与能力》真题）

A. 幼儿知识与能力测评　　　　　B. 幼儿智力

C. 幼儿家长测评　　　　　　　　D. 幼儿健康检查

2.（单选）根据《托儿所幼儿园卫生保健工作规范》规定，3～6岁儿童平均每年健康检查的次数是（　　）（2022年上半年幼儿教师资格证《保教知识与能力》真题）

A. 1次　　　　　B. 2次　　　　　C. 3次　　　　　D. 4次

3.（单选）幼儿园创设物质环境时，首先应考虑的要求是（　　）。（2022年上半年幼儿教师资格证《保教知识与能力》真题）

A. 经济性　　　B. 安全卫生性　　　C. 功能性　　　D. 美观性

4.（单选）对幼儿如厕，教师最合理的做法是（　　）。（2017年下半年幼儿教师资格证《保教知识与能力》真题）

A. 允许幼儿按需自由如厕　　　　B. 要求排队如厕

C. 控制幼儿如厕次数　　　　　　D. 控制幼儿如厕的间隔时间

5.（简答）体育活动中与活动后，教师分别可以从哪些方面判断幼儿的活动量是否适切？（2021年上半年国家教师资格考试《保教知识与能力》真题）

二、复习与思考

1. 简述托幼园所一日生活制度制定的主要依据。
2. 简述托幼园所特殊天气下室内清洁的要求。
3. 简述托幼园所如何建立良好的师幼关系。
4. 简述托幼园所的保教原则。

项目7知识巩固
参考答案

活动提升

活动名称：

托幼园所一日活动场景中的卫生与保健。

活动目标：

通过模拟组织托幼园所一日活动场景，掌握一日主要活动及环节的卫生与保健要点，进一步理解保教结合的重要性。

活动准备：

手电筒、测温枪、笔、记录本、幼儿桌椅、消毒液、桶、抹布。

活动过程：

（1）各小组抽签选择模拟场景，场景主要包括来园、餐桌清洁与消毒、进餐、离园等（也可结合实际自定，利用见习机会操作更佳）。

（2）各小组进行模拟准备，包括讨论成员分工（保育员、教师、幼儿和家长等）、整理模拟脚本等。

（3）各小组轮流进行模拟，其他小组进行观察与记录，并在模拟结束后提出卫生与保健方面的建议。

活动总结：

结合教师指导，各小组进行小结，各成员总结并提交活动报告（参看附录）。

活动延伸：

利用托幼园所见习机会，了解不同年龄班学前儿童的一日常规生活安排，并通过比较分析其间的差异。

注：本项目学习结束后，填写"项目学习评价表"（参看附录），并提交给教师。

参考文献

[1] 鲍钰清.《3—6岁儿童学习与发展指南》实施背景下对优化幼儿在园一日生活的思考——基于F省幼儿园一日生活制度制订与实施的调查研究[J]. 福建教育, 2014(38)：37-41.

[2] 鲍钰清. 幼儿园一日生活制度建立、发展及其启示[J]. 福建教育, 2015(Z3)：13-16.

[3] 陈蔚红. 学前儿童卫生与保健[M]. 北京：中央广播电视大学出版社, 2011.

[4] 黄金豆. 浅谈幼儿心理健康教育存在的问题及其对策[J]. 基础教育论坛（小学版）, 2015(9)：63.

[5] 季蕴霞. 在幼儿园一日生活各环节流程中落实精细管理[J]. 天津教育, 2012(11)：45-46.

[6] 李季湄, 冯晓霞.《3—6岁儿童学习与发展指南》解读[M]. 北京：人民教育出版社, 2013.

[7] 梁广忠, 杨勇, 马玉涛等. 托幼机构内环境卫生与传染病流行状况调查[J]. 中国消毒学杂志, 2016, 33(4)：56-57.

[8] 芦爱军. 幼儿园保育[M]. 北京：机械工业出版社, 2018.

[9] 任晖, 胡捍卫. 人体解剖学与组织胚胎学[M]. 北京：人民卫生出版社, 2016.

[10] 史静慧. 学前儿童卫生与保育[M]. 上海：复旦大学出版社, 2013.

[11] 宋晴葵. 幼儿卫生与保健[M]. 西安：陕西师范大学出版总社有限公司, 2013.

[12] 王东红, 程少根, 张晴. 幼儿卫生学[M]. 南京：南京师范大学出版社, 2018.

[13] 王卫平, 孙锟, 常立文. 儿科学[M]. 9版. 北京：人民卫生出版社, 2018.

[14] 王雁. 学前儿童卫生与保健[M]. 北京：人民教育出版社, 2018.

[15] 宣兴村. 学前儿童卫生与保健[M]. 长春：东北师范大学出版社, 2017.

[16] 杨玉红, 裴保河. 0～6岁婴幼儿常见病识别及应对[M]. 南昌：江西高校出版社, 2021.

[17] 张传霞, 叶平枝, 戚鹏. 学前儿童卫生与保育[M]. 郑州：郑州大学出版社, 2018.

[18] 张徽. 幼儿卫生与保健[M]. 2版. 上海：华东师范大学出版社, 2021.

[19] 张兰香, 潘秀萍. 学前儿童卫生与保健[M]. 3版. 北京：北京师范大学出版社, 2023.

[20] 中国营养学会膳食指南修订专家委员会妇幼人群指南修订专家工作组. 7～24月龄婴幼儿喂养指南[J]. 临床儿科杂志, 2016(5)：381-387.

[21] 周勤慧, 路雪, 曹婷婷. 学前儿童卫生与保健[M]. 2版. 武汉：华中科技大学出版社, 2022.

[22] 朱家雄. 现代儿童保健百科全书[M]. 上海：中国大百科全书出版社上海分社, 1994.

附　录

|附录一| 拓展资源

《托儿所幼儿园卫生保健管理办法》

《托儿所幼儿园卫生保健工作规范》

《托育机构保育指导大纲（试行）》

《幼儿园工作规程》

《7 岁以下儿童生长标准》

《幼儿园教育指导纲要（试行）》

《3—6 岁儿童学习与发展指南》

幼儿园教师资格考试

学期儿童膳食营养素参考摄入量

|附录二| 项目活动报告与评价表

项目活动报告表

学院系部：_____ 专　业：_____ 班　级：_____ 姓　名：_____

活动名称		
活动日期		
成员	组长	
	其他成员	
活动过程记录		
评价	自我反思	
	小组建议	

注：每次活动结束后填写报告，并提交给教师。

项目学习评价表

序号	评价内容	评价标准	自我评价
1	知识巩固	按时完成（共10分）； 按量完成（共10分）； 结果正确或合理（共10分）	
2	活动提升	按要求提交活动报告（共10分）； 活动中的专业知识与能力表现（结合报告，共20分）； 活动延伸完成并提交相关材料（附加分：5分）	
3	职业素养	具有专业认同感，学习主动，不断总结（10分）； 愿意合作、善于倾听、敢于表达（10分）； 善于质疑、勇于创新、恰当地解决问题（10分）； 善于利用新信息、新技术、新方法（10分）	
教师意见	综合表现：□A　　□B　　□C　　□D 教师建议： 　　　　　　　　教师：　　　　日期：		

注：对于综合表现，教师可结合分数具体情况进行分级评价。